Christina Lydia Maiwald (Hg.)

Vom Mann zum Vater

Erfahrungsberichte von zwanzig Vätern
über Aufbruch und Neubeginn

Christina Lydia Maiwald (Hg.)

Vom Mann zum Vater

Erfahrungsberichte von zwanzig Vätern
über Aufbruch und Neubeginn

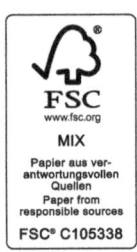

1. Auflage | Copyright 2025 Dr. Christina Lydia Maiwald

Satz und Umschlaggestaltung: Wiebke Veth
unter Verwendung der Illustration von: Marina Daineco
Lektorat/Korrektorat: Dr. Ursula Ruppert, mit freundlicher Unterstützung von
Jana Gelleni Cancellaro und Dr. Oliver Hörstmeier

Verlag: BoD · Books on Demand GmbH, In de Tarpen 42, 22848 Norderstedt, bod@bod.de
Druck: Libri Plureos GmbH, Friedensallee 273, 22763 Hamburg

ISBN: 978-3-7597-7678-5

Besuchen Sie uns im Internet: www.vaterwerden-vatersein.net

Dieses Buch enthält Tipps und Informationen zur Gesundheitsfürsorge. Es sollte als Ergänzung und nicht als Ersatz für Beratungen durch eine medizinische Fachkraft verwendet werden. Wenn Sie wissen oder vermuten, dass Sie ein Gesundheitsproblem haben, besprechen Sie dies bitte mit Ihrem Arzt / Ihrer Ärztin oder Ihrer Hebamme.
Es wurden alle Anstrengungen unternommen, um sicherzustellen, dass die in diesem Buch enthaltenen Informationen zum Zeitpunkt der Veröffentlichung korrekt sind. Die Herausgeberin übernimmt keine Verantwortung für etwaige medizinische Folgen, die sich aus der Anwendung der in diesem Buch vorgeschlagenen Tipps und Methoden ergeben könnten.

Für alle Väter

Inhalt

Einleitende Worte

„Respekt, Mann – du wirst Vater" ist der Titel einer Broschüre, die über die Homepage der Aktion erzaehlcafe.net bestellbar ist.

Ja, Respekt, Euch Vätern! Nicht nur dafür, dass Ihr Väter seid, sondern dass Ihr – zwanzig Männer – die Herausforderung angenommen habt, in meinem Buchprojekt über Euer Vatersein zu berichten.

Väter erleben den Rollenwechsel, die „Transition in die Vaterrolle"[1], das heißt den Übergang zur Elternschaft, höchst unterschiedlich. Die zwanzig Berichte, die in diesem Buch enthalten sind, wurden weder zensiert noch umgeschrieben oder geschönt. Sämtliche Berichte sind authentisch und es zeigt sich, wie vielseitig das Wesen und das Erleben der Väter sind.

Es berichten Menschen, die dem Querschnitt der Gesellschaft entsprechen. Aus dem Handwerk, aus der Wissenschaft, aus Behörden oder auch Väter, die beruflich in der Väterberatung tätig sind. Die einzige Voraussetzung in Bezug auf die Publikation war, dass alle Texte verständlich sein sollten.

Um Näheres über die Männer zu erfahren, gibt es am Ende des Buches die Rubrik „Über die Autoren". Falls Fragen aufkommen, dürfen die Autoren angeschrieben werden, dafür ist am Ende jedes Vater-Berichtes die E-Mail-Adresse angegeben. Vielleicht entstehen auf diese Weise neue Väter-Netzwerke?

---

[1] https://link.springer.com/article/10.1007/s00115-023-01508-1, Kittel-Schneider, S./Garthus-Niegel, S.: Väter und peripartale psychische Erkrankungen, in: Nervenarzt 2023, 94, S. 770-785.

Auf der Homepage zur gegenseitigen Information, Ermutigung und Unterstützung sind *von Vätern* geschriebene Geburtsberichte veröffentlicht. Es tut Müttern und Vätern gut, alles niederzuschreiben; zur eigenen Erinnerung, zur Aufarbeitung, aber auch zur Inspiration anderer. Auf der Webseite werdet Ihr bei den Autorenberichten Erlebnisse, Begebenheiten, Phänomene und Kuriositäten, entdecken.

So viele Väter sagen mir, „manches hätte ich gern vorher gewusst". Ich möchte Männern Raum geben und wünsche mir, dass Dir dieses Buch, welches Du in den Händen hältst, auf dem Weg zum Vater*sein* nützlich ist.

Männer schreiben vom Mitatmen, vom Nabelschnur-Durchschneiden, von der Auto-Tour zum Krankenhaus, was sie für die Geburt vorbereiten konnten, wie sie die Geburtswanne aufbauten und befüllten – von allem, was sie und wie sie die Zeit bis zur Geburt und danach erlebt haben.

Die Väter sendeten ihre „Bewerbungen" bezüglich der Mitautorenschaft oder Berichte zusammen mit Worten des Dankes wie den folgenden ein:

- „Wow – ich bin überrascht, wie viel ich in einer unerwartet kurzen Zeit niedergeschrieben habe. Da danke ich gleich mal Dir, da Du mich sozusagen auf die Idee gebracht hast."
- „Und falls Du noch Platz in Deinem Buch hast, vielleicht habe ich ja für die Leser auch was Wichtiges mitzuteilen."
- „... ich wäre sonst nicht darauf gekommen ..."
- „Interessant mal aufzuschreiben, wie ich es verarbeitet habe, das Vatersein ..."
- „Schreiben hilft sich zu vergegenwärtigen, wo stehe ich gerade?"
- „... vielen Dank für die Möglichkeit, meine Erfahrungen als Vater aufzuschreiben."

- „... aber auch, dass sich dadurch meine Töchter wünschten, dass ich es ganz ausführlich für sie aufschreibe. Das wäre sonst sicherlich nicht passiert."
- „Es war für mich ein ziemliches Abenteuer und eine schöne Aufgabe."
- „*Danke* Dir, lieber Leser, fürs Bis-zum-Ende-Lesen-und-wirken- -Lassen. *Danke* Lydia für die Möglichkeit, bei diesem Buch mitzuwirken."

Vielleicht lest Ihr dieses Buch in Vorbereitung auf Eure eigene Vaterschaft, als Vater oder als Großvater, vielleicht auch als Frau, Mutter oder Großmutter oder als Angehörige, Freunde oder Bekannte von Eltern.

Du wirst ein Teil der innigen Momente werden, die Väter erlebt haben. Lass Dich überraschen, wie viel sie verraten.

Viel Freude mit diesem Buch, den Berichten, den Reflexionsseiten und den Gedichten.

Christina Lydia Maiwald

Ein besonderes Vorwort

„Liebe Männer,

die Welt ist in Unordnung. Das ist weder gut noch schlecht. Es beinhaltet schlicht Aufgaben, auch für uns Männer. Darum: Wir müssen reden." So beginnt mein Einladungstext für eine Männergruppe anlässlich des „Kongresstivals" des Vereins „Fühlende Räume" in Hamburg am 4. Mai 2024. Der gefiel auch Dr. Christina Lydia Maiwald, so dass sie mich um ein Vorwort zu dem von ihr herausgegebenen Buch „Vom Mann zum Vater" bat.

In diesem Buch berichten zwanzig sehr unterschiedliche Männer ungeschminkt über ihre Erfahrungen, wie es ist, Vater zu werden und zu sein, unmittelbar, von Anfang an als Zeugen und Mitwirkende bei der Geburt des gemeinsamen Kindes. Wer wie die Herausgeberin an authentischen und von ihr nicht bearbeiteten Berichten der Männer über ihre „Mitgeburtserfahrungen" interessiert ist, der sollte dieses spannende Buch lesen! Die Geschichten sind berührend, bewegend. Es sind echte Einblicke, Zeugnisse! Es ist ein sehr persönliches Buch geworden und es ist unglaublich, über welche Gedanken, Gefühle und Ereignisse die Männer sich selbst und uns gegenüber Rechenschaft ablegen.

In diesem Buch finden sich zu Beginn auch interessante kulturhistorische, soziologische und psychologische Anmerkungen der Diplom-Sozialwirtin Dr. Christina Lydia Maiwald, die das Wesentliche, nämlich die Berichte der Väter, jedoch nur einrahmen und erhellende Erläuterungen bieten. Es bleibt nun vor der Lektüre die spannende Frage, was die Väter berichten werden, was sie bewegte, bei der Familienplanung, in ihrer

Partnerschaft, bei der Zeugung, als Zeuge und Mitwirkende bei der Geburt ihres Kindes, in der Zeit des Wochenbettes?

Die Herausgeberin fragt sich mit uns vor dem Lesen: Wie haben die Männer das Vaterwerden physisch und psychisch erlebt und verarbeitet? Hatten sie auch spirituelle Einsichten? Wie veränderte sich ihr „Wir" mit der Geburt ihres Kindes? Was machte der Alltag mit Kind mit der Beziehung? Es ist ja nicht immer so, dass eine Beziehung tiefer oder dauerhafter werden muss. Auch Trennungen kommen vor oder waren bereits vollzogen, aus unterschiedlichen Gründen. Wir dürfen gespannt sein, welche Erinnerungen die Väter vor uns ausbreiten.

Weiter schrieb ich damals für das „Kongresstival": „Wie wir unter Männern reden können, ist auch heute noch für viele von uns unklar, und das offene Reden daher eher ungewohnt. Vielen von uns fehlten männliche Vorbilder. Die Kriegskinder und Enkel haben von ihren Vätern und Großvätern oft wenig gesehen und erfahren. Daher dominierten in den wichtigsten Beziehungen und Begegnungen von klein auf Frauen, Mütter, Großmütter, Tanten, Erzieherinnen, Lehrerinnen."

Die Herausgeberin interessiert sich sehr dafür, was die Männer zu sagen haben. Sie initiierte ein Väter-Erzählcafé. Entspannte Atmosphäre soll zum Dialog einladen. Monologe von hoher Warte und hitzige Stammtischparolen kennen Männer und Frauen schon genug. Viele Frauen wünschen sich nun, auch von den Männern etwas zu hören, nachdem Feministinnen in der Emanzipationsbewegung darum gekämpft haben, erst einmal selbst gehört zu werden.

Was haben wir uns zu sagen? Es ist ein gewagtes Unterfangen und ein wenig Neuland. Über sehr intime und berührende, womöglich erschütternde Erlebnisse äußern wir Männer uns meist noch sehr ungern und schon gar nicht öffentlich, wenn damit nicht irgendeine „männliche" Mission verbunden ist. Berührbarsein, verletzlich, betroffen und auch einmal ratlos – und das auch noch zuzugeben und darzustellen – ist ein dickes Brett.

Von vielen erziehenden Frauen und einigen männlichen Theoretikern kommen auch durch Medien vermittelt verschiedene Wunschvorstellungen bei uns an, wie wir Männer sein sollen. Die einen wollen uns weich, tolerant, gefühlvoll, anschmiegsam, die anderen erwarten zuerst, dass wir klarkommen, fest im Leben stehen, wissen, was wir wollen, und dazu stehen, mit Ansage sozusagen, dass wir etwas tun, am besten richtig, und dass wir nicht lange rumreden oder viele Fragen stellen, sondern Verantwortung übernehmen.

Wie oft werden wir Männer auch als Gruppe ernsthaft gefragt, was wir denken, fühlen und wollen, wenn wir es schon wissen – und eigentlich sollten wir es wissen –, und wie oft antworten wir in der Hoffnung, auf echtes Interesse, auf Neugier zu stoßen? Werden wir gehört? In diesem Buch „Vom Mann zum Vater" lassen sich die Stimmen von Männern vernehmen, die es erlebten, Vater zu werden. Ein Ziel ist, einen Austausch zu ermutigen. Es ist ein Beginn.

„Die" Frauen, die es ja genauso wenig gibt wie „die" Männer, wollen und müssen nicht alles von dem anderen im Detail wissen. Es geht ihnen vermutlich weniger darum, mit einer neuen Innerlichkeit ihrer Partner und mit all ihren Zweifeln überschwemmt zu werden. Die meisten Frauen dürften davon ausgehen, dass auch in den Männern ein reiches Gefühlsleben mit Zweifeln und Sorgen vorhanden ist, weil es bei ihnen selbst so ist und weil sie als Mütter und Partnerinnen in unsortierten Augenblicken oft genug nicht nur als Vertraute gedient, sondern sogar als seelische Mülleimer ihrer Söhne und Partner hergehalten haben.

14

Darum geht es also nicht, wenn Männer lernen, zu reden, sich zu äußern, sich untereinander und dann eben auch den Frauen offen zu begegnen. Wir wollen nicht „rumheulen" und jammern. Wir sind keine Fußballprofis, die damit um einen Freistoß betteln. Schauspieler sind wir hingegen schon oft genug gewesen, mit anerzogen ängstlichem Kalkül, weil wir Beziehung von klein auf als Abfolge von Manipulation und Gegenmanipulation verinnerlicht haben.

Somit sollte man die Berichte der Männer in diesem Buch auch nicht unter dem Blickwinkel lesen: Da wollen jetzt endlich mal die Männer in ihren Geburtsgefühlen gewürdigt werden und lenken damit vielleicht – wieder – von der Mutter und dem Baby ab. Es geht zunächst einmal überhaupt um den Selbstausdruck, der dann ja einen Beitrag zum Verstehen in einer Familie leisten kann.

Zudem geht ein Geburtsereignis fast jedem Zeugen nahe. Wie viel näher wird es nach der Mutter und dem Kind gerade dem Vater gehen? Solche Erlebnisse können uns als Beteiligte auf wundersame Weise erschüttern. Und das kann bewirken, dass wir mit tiefen Wahrheiten konfrontiert werden und kaum anders können, als in der Betroffenheit Moment für Moment aus der Berührung heraus immer ehrlicher zu werden und um Worte zu ringen, die das ausdrücken. Es ist ein lebenslanger Prozess.

Sichtbar wird dieser Prozess für alle mit unserer Geburt. Da beginnt das Leben sich zu offenbaren, nachdem es vorher versteckt im Leib der Mutter heranwuchs. Wir Männer können das nicht am eigenen Leib erfahren, jedenfalls nicht als Gebärende. Da haben uns die Frauen ewig etwas voraus. Dass dieses Mysterium mit Kraft, mit Urgewalt und gleichzeitig mit Zartheit, mit großem Schmerz und tiefer Liebe einhergeht, das können wir als unmittelbar Anteilnehmende bezeugen.

Und alle wissen: Auch Zeugenschaft macht etwas mit uns. Und wenn wir auch noch eingeladen sind, mitzuwirken, dann sind wir sogar im Tun ganz und verantwortlich dabei. Wir beginnen damit, was von uns auch nach der Geburt als eine Hauptaufgabe erwartet wird: den Raum zu halten, Sicherheit zu vermitteln, da zu sein, wo nötig Impulse zu geben, uns zu interessieren, zuzuhören und – natürlich – uns auch authentisch mitzuteilen, soweit wir es eben können.

Dabei dürfen wir durchaus zur Kenntnis nehmen: Seit es so etwas wie Kultur gab, haben Mütter mit der ihnen eigenen biologischen Fähigkeit und ihren von den Müttern und Ahninnen gestärkten psychischen Kräften geboren, auch ohne männliche Hilfe, alleine oder im Kreis der Frauen. Es ist müßig, darüber zu spekulieren, ob eine imaginäre Eva einen imaginären Adam bei der Geburt dabeihaben wollte, ob es einfach so war oder eben nicht. Eine Eva hätte es allein gekonnt und viele ihrer Töchter können und müssen es noch und können und wollen es wieder.

Die Entwicklung der Geburtshilfe, das sage ich als selbstkritischer Arzt, hat den Frauen und ihren Hebammen seit dem ausgehenden Mittelalter Stück für Stück die Macht, selbstbestimmt und sicher im Schutz erfahrener Frauen zu gebären, streitig gemacht. Meistens waren die Folgen unheilvoll. Den Frauen wurde der eigene Körper fremd, Ärzte mischten sich in alles ein.

Ein paar Aspekte der Geburtschirurgie waren dann doch hilfreich. Aber dabei ging es um die Bewältigung absoluter Notlagen. Die Chirurgie, auch die geburtshilfliche, und die Intensivmedizin können Wunder wirken lassen, wenn sie nicht des Guten zu viel tun, sondern nur die Hindernisse beseitigen, die dem Wirken der im Leib wohnenden Lebenskraft in einer verzweifelten Situation entgegenstehen.

Denn Wunder selbst wirkt einzig das Leben, während die Heilkunde keine Neuschöpfungen vollbringen muss, sondern die Aufgabe hat, Widerstände zu besänftigen und Stockungen ins Fließen zu bringen, die dem Wundervollen entgegenstehen. Damit unsere Lebenskraft uns anschließend heilen lässt, benötigen wir dennoch Liebe und Zuwendung, traditionell „weiblich" apostrophierte Gaben, über die aber auch wir Männer verfügen.

Ich habe zu Beginn meiner medizinischen Laufbahn Geburtshilfe als beglückende Erfahrungen tief abgespeichert, wenn es Hebamme und Geburtshelfer vermochten, mit der gebärenden Frau zusammen zu wirken. Wenn die Geburt ihren natürlichen und regelhaften Ablauf nimmt, sollten alle anderen nur folgen.

Durch unser medizinisches System sind leider die meisten, auch die Gebärenden, über Generationen in der Tiefe so verunsichert worden, dass allein dadurch schon nicht regelhafte Abläufe wahrscheinlicher werden und die Medizin dazu übergegangen ist, Geburten aus Sicherheitsgründen in ein KRANKENhaus zu verlegen. Die ursprüngliche und natürliche Alternative, eine Hausgeburt, wurde immer weiter aus dem Gedächtnis der Gesellschaft gedrängt. Und obwohl ein von Hebammen geführtes Geburtshaus wieder mehr Interesse bei selbstbewussten Eltern weckt, werden hohe Hürden aufgestellt und wird die Klinikgeburt in Zentren weiter offiziell favorisiert.

Die medizinisch technisierte Klinikgeburt hat ihre Parallele in der Entwicklung der Früh- und Neugeborenenmedizin. Ich habe als junger Arzt eine neonatologische Intensivmedizin erlebt, die wir von einem Hightech-Gipfel erst wieder durch Fühlen, Anteilnehmen und Beobachten zur Menschlichkeit verfeinern mussten, um ohne Einbuße an medizinischer Qualität überhaupt annehmbar und aushaltbar zu werden. Ich habe gelernt und erfahren: Es geht nicht zuerst um Heldentaten, weder im abstrakten wissenschaftlichen Diskurs noch im technischen Machen.

Nach diesen Vorbildungen durfte ich dann die Geburt unserer Zwillingstöchter selbst erleben und meine Frau in den Kreissaal der Klinik begleiten, in der ich jahrelang als Kinderarzt auch in der Neonatologie neben dem Kreissaal gearbeitet habe. Ich erlebte mich dabei schon während der Vorsorgeuntersuchungen bei der Frauenärztin als Verteidiger der natürlichen Geburt, wenn uns beispielsweise erläutert wurde, dass Zwillingsentbindungen meistens als Kaiserschnitt geplant würden oder so endeten. Ich widersprach deutlich.

Meine Frau hatte auch als schon erfahrene dreifache Mutter mit der Geburt der Zwillinge einiges zu tun. Ich spare hier die Details. Das medizinische System hat meiner Meinung nach auch seinen Anteil daran, wenn es zu kompliziert und langwierig wird. Es gibt ein Zuviel an Untersuchungen, Kontrollen und Ungeduld und ein Zuwenig an genauem Hinspüren, Fühlen, Ermutigen und sanftem Leiten und Begleiten.
Ich hatte das Gefühl, auch ständig bei meinen Kollegen auf der Hut sein zu müssen, um Überreaktionen des Oberarztes zu verhindern, dem eine Juristin und ein Arzt als Eltern nicht geheuer zu sein schienen. Und irgendwie stand ich in meinen Abwägungsprozessen als „Kollege" immer dazwischen, bis ich mich innerlich entschieden hatte: Hier geht es um meine Familie, meine Frau, meine Kinder, um unsere Geburt, nicht um Medizin.

Es ist ja eigentlich ein Widerspruch, dass jemand, der so denkt wie ich heute, die Geburt der eigenen Kinder in einer Klinik akzeptiert. Aber meine Frau und ich kannten es nicht anders und sind erst über die Jahre von Medizinskeptikern zu überzeugten Anhängern möglichst natürlicher Methoden geworden. Aber es war eine Gratwanderung, als Arzt und Wächter die Medizin im Innern wie im Außen im Zaum zu halten und als Vater der Kinder und Partner der Mutter dieser alle Unterstützung zu geben, den Raum zu halten und nach der Geburt die noch etwas hektisch atmenden Zwillinge in der Neonatologie selbst zu überwachen, bis ich sie nach einer Weile wieder zu ihrer Mutter geben konnte.

Immerhin glaube ich, dass ich einen Kaiserschnitt erfolgreich verhindern konnte, der diskutiert wurde, als die Geburt der zweiten Zwillingstochter sich verzögerte und meine Frau kurz mut- und kraftlos zu werden drohte und jeder bestimmten Weisung der Geburtshelfer erleichtert gefolgt wäre. Meine Intuition sagte etwas anderes und zwar mit ebensolcher Bestimmtheit: KEIN Kaiserschnitt! Und so war es dann tatsächlich. Diese Tochter bekam ihren ersten Sohn als Sechzehnjährige auf natürlichem Weg in einer Klinik und acht Jahre später ihren zweiten zu Hause ohne Arzt mit einer guten Hebamme.

Die Entscheidung für Kinder und die Zeugung selbst waren für uns sehr bewusst. Und mein inneres Erleben, vom Erfolg zu erfahren, und die Geburten selbst waren auch spirituelle Ereignisse. Das ist für jeden unterschiedlich und im Buch „Vom Mann zum Vater" nachzulesen, in dem Männer auch über spirituelle Aspekte berichten. Ein Vater schreibt sogar von dem „sakralen Moment" der Geburt für die Eltern und der „Heiligkeit" des Lebens, die man in der Geburt intensiv erlebt.

Für meine jüngste Tochter und ihren Partner war die Hausgeburt ihres zweiten Sohnes eine „Traumgeburt". Was für ein Mut heutzutage, so könnte man vielleicht denken, obwohl es keine Mutprobe sein sollte und doch dazu wird, wenn Ärzte eher abraten und da in unserer Gegend nur noch eine Hebamme überhaupt bereit war, eine Hausgeburt zu begleiten. Und diese Hebamme fürchtet, keine Nachfolgerin mehr zu finden. Das liegt an den Versicherungen, abstrakten Risiken und auch an den Arbeitszeiten mit „Rund-um-die-Uhr-Bereitschaft". Dass es Hausgeburten und Geburtshäuser wieder oder immer noch gibt, davon lesen wir aber auch im Buch „Vom Mann zum Vater".

Eines ist ganz klar: Die werdende Mutter und ihr Baby haben jede Unterstützung und jede Versorgung verdient, die sie benötigen und die Mutter dann auch möchte. Das kann in Notfällen modernste Schulmedizin sein. Aber diese steht in Reserve und nicht im Mittelpunkt. Im Mittelpunkt stehen die Gebärende und ihr Kind. Und wenn es die Gebärende wünscht und der Vater des Kindes sich aus freien Stücken dazu entschließt, kann dieser der Mutter in diesem wichtigen und wahrhaft berührenden Prozess der Geburt beistehen, wohl wissend, dass diese Erfahrung alle an innerste Grenzen führen und in der Tiefe aufwühlen kann.

Und wenn wir Männer dabei sein dürfen und können, ist es wirklich anrührend und aufwühlend. Es verlangt, im Sturm stehen zu können, in einem Feuerwerk von Gefühlen und Empfindungen. Und dabei geht es für uns Männer gerade einmal nicht um uns selbst, auch wenn wir mitten dabei und wirklich gefordert sind. Wir sind da, um zu geben, und dafür nehmen wir eine Erfahrung mit, die uns ansonsten niemand geben kann als die Gebärende. Und wenn alles glücklich – und natürlich – läuft, werden wir am Ende Vater eines gesunden Neugeborenen und manche Glückspilze sogar von Mehrlingen. Apropos „natürlich": Einige Berichte spielen zeitlich in der Phase sogenannter Corona-Maßnahmen und bezeugen, wie brutal nicht nur psychologisch sondern auch medizinisch völlig irrwitzige und evidenzbefreite Regeln in den Geburtsablauf eingriffen.

Es ist gut, wenn Männer darüber zu sprechen beginnen, untereinander und auch mit ihren Partnerinnen. Was dabei herauskommt, wenn es ehrlich und ungeschminkt ist, klingt nicht immer hehr und schön. Das kann man auch den Berichten der zwanzig Väter in diesem Buch entnehmen.

Die Fühlenden „wissen" sowieso schon das meiste, das sich auch beim anderen tut. Doch unser Bewusstsein schult sich auch an Worten, die wir in einen Dialog einbringen, am Zwiegespräch, an der gemeinsamen Verarbeitung mit den Menschen, die wir schätzen und lieben, unseren Freunden und unseren Partnern.

Daher ist es wertvoll, in sich hinein zu fühlen, seine Erinnerungen zu überprüfen und sie auszudrücken und dann immer wieder in neue Erfahrungen zu gehen, und es ist wichtig, auch die Jüngeren darin achtsam zu begleiten, nicht bevormundend und besserwisserisch, sondern präsent und sanft. So haben auch unsere Kinder etwas davon, wenn wir Väter nicht nur zuhören, sondern auch sprechen, nicht von oben herab, sondern aus unserer Erfahrung, ohne uns aufzudrängen und ohne uns zu verstecken.

Auch das ist ein lebenslanger Prozess, wie jede gelebte Weisheit. Denn eine große Erfahrung steht in diesem Leben allen Menschen noch bevor und ist, selbst für die, die unzählige Wiedergeburten annehmen, in jedem Leben eine einzigartige letzte Geburtserfahrung: der Tod. Den bestehen wir wie die Frau die Geburt innerlich allein, aber vielleicht umgeben von lieben Menschen, die uns den Raum halten wie einstmals, als wir in dieser Welt willkommen geheißen wurden, und dann, wenn wir uns verabschieden und mit guten Wünschen gehen gelassen werden. Dazwischen ist das Leben, das wir gerade führen. Das heißt, wenn wir unsere eigenen Wunder tun, in dem wir uns ganz der Lebendigkeit anvertrauen: Alles ist möglich.

Michael Schlicksbier-Hepp   Ellens, 19.07.2024

21

Reflexion

Fülle ist für mich ...
Mein Herz singt, wenn ...
Mut bedeutet für mich ...

Stufen

Wie jede Blüte welkt und jede Jugend
Dem Alter weicht, blüht jede Lebensstufe,
Blüht jede Weisheit auch und jede Tugend
Zu ihrer Zeit und darf nicht ewig dauern.

Es muß das Herz bei jedem Lebensrufe
Bereit zum Abschied sein und Neubeginne,
Um sich in Tapferkeit und ohne Trauern
in andre, neue Bindungen zu geben.

Und jedem Anfang wohnt ein Zauber inne,
Der uns beschützt und der uns hilft zu leben.

Wir sollen heiter Raum um Raum durchschreiten,
An keinem wie an einer Heimat hängen,
Der Weltgeist will nicht fesseln uns und engen,
Er will uns Stuf' um Stufe heben, weiten.

Kaum sind wir heimisch einem Lebenskreise
Und traulich eingewohnt, so droht Erschlaffen,
Nur wer bereit zu Aufbruch ist und Reise,
Mag lähmender Gewöhnung sich entraffen.

Es wird vielleicht auch noch die Todesstunde
Uns neuen Räumen jung entgegensenden,
Des Lebens Ruf an uns wird niemals enden ...
Wohlan denn, Herz, nimm Abschied und gesunde!

Hermann Hesse

1 Vom Mann zum Vater

Warum die Bewusstwerdung sinnvoll sein kann

Der Mann bleibt mit Kind ein Mann und bekommt die Rolle als Vater geschenkt, in der er sich wiederfinden darf. Im soziologischen Fachvokabular definiert „Rolle" Kulturmuster, die mit einem bestimmten Status verbunden sind und über bestimmte Werte, Verhaltensweisen und Einstellungen dem Individuum zugeschrieben werden. Auch Rechte und Pflichten des Rolleninhabers werden hier integriert.

Menschen an sich sind und handeln zu komplex, als dass sie allen zugeschriebenen Merkmalen einer Rolle gerecht werden könnten.
Oder aber sie liefern stattdessen *über die Rolle hinaus*; geben sich selbst herzverbunden ein. Angebliche Rollenrechte und Rollenpflichten sind zu hinterfragen und werden von manchen Menschen in diesem Ausmaß gar nicht wahrgenommen, weil sie sich nicht als Rolleninhaber empfinden. Spielen nicht nur Schauspieler eine Rolle?

Die Berichte der Väter erzählen von vielen Herausforderungen, wenn aus der Zweierkonstellation Mann-Frau eine neue Lebensform, die Dreierkonstellation, wird. Die Paar-Zweisamkeit als Mann und Frau bleibt gesund und stabil in herausfordernden Situationen, wenn die Familien-Balance mit Baby gewahrt wird.

Sereina Heim schreibt: „Die Geburt des Kindes ist gleichzeitig der Tod der Zeit, als die Eltern nur zu zweit waren"[2]. Dies kann stärkend für die Vaterschaft – um Irritation für die Paarbeziehung zu verringern – mit der

26

hilfreichen Übung „Abschied von der exklusiven Zweierbeziehung" (ebd., S. 74) verinnerlicht werden.

Der Mann erfährt einen Rollenwechsel, dass er nun Vater ist. Eine neue Verbindung – Vater und Kind – ist entstanden und zusammen mit der Mutter ist ein energetisches Dreieck als Familie gegeben. „Der Vater führt die Familie und die Mutter eint die Familie", definiert Sereina Heim die Basis (S. 53). Als Herausgeberin gehe ich in Kapitel 3.2 dieses Buches näher darauf ein.

Ein Vater schreibt so treffend „Ich verstand meine Rolle nicht", ein anderer schreibt, er fühlte sich noch nie nutzloser als unter der Geburt seines Kindes.
Genau darum geht es: Die Vielseitigkeit, die Freiheit der Rolle und etwas aushalten zu können, *das Vaterwerden und Vatersein* annehmen, schöner noch: lieben zu lernen.

Für einige Männer kann aufgrund der neuen Phase, der Vaterschaft, ein großer Lebenstraum in Erfüllung gehen und sie genießen das Leben mit den neuen Aufgaben. Der Vater umkreist wie ein Adler das Nest, hält den Raum. Die Mutter nährt das Baby im von ihm vorher vorbereiteten Nest. Sie vertraut auf das Wirken des Vaters. Er klärt auch die Umgebung.

Soziologisch und sozialpsychologisch formuliert kann in einem solchen Fall von einem gelungenen Rollenwechsel gesprochen werden. Die Paarbeziehung zwischen Mann und Frau ist und bleibt wichtig für alle Familienmitglieder, bis zum Ende dieser Beziehung, sofern sie gepflegt und in ihrer tiefen Symbolik wahrgenommen wird.

---

[2] Heim, Sereina: Familienbalance – 7 Wege zu einer harmonischen und starken Eltern-Kind-Beziehung. Münschen: Kösel-Verlag 2019.

Bestehen Rituale für Männer, um im Kreis von Männern zu feiern, Vater zu sein? Früher feierten alle Geburtshüterinnen ein kleines Fest, wenn das Kind gesund geboren wurde. Die *neuen Männer* treffen sich vermutlich in Männerkreisen, auf die ich später noch zu sprechen komme.

Andererseits kann die große Veränderung im Leben eines Mannes, Vater zu werden, aber auch in einen Rückzug, beispielsweise in den Keller oder ins Fitness-Studio, münden, um die Ruhe ohne Frau und Kind zu genießen. Oder es werden Domänen gepflegt und der Mann sucht sich neue Hobbys oder – extremer – er flüchtet sich in gesundheitsgefährdende Süchte.

Welche Bedingungen bestimmen den Veränderungsprozess vom Mann zum Vater? Wovon hängt es ab, dass die Veränderungen von der Partnerschaft zur Kleinfamilie gelingen? Hatte sich der werdende Vater vorab Informationen eingeholt, wie sich sein Leben verändern wird? Hat er Fachbücher gelesen – oder ausschließlich seiner Intuition vertraut?

Männliches Erleben von Schwangerschaften der Partnerin
Schreiben Männer davon, wie sie den Zeitpunkt der Befruchtung beziehungsweise der Empfängnis empfunden haben? Spüren sie in dem Moment der Vereinigung, dass ein Baby gezeugt wird?

Berichten sie von einem Seelenplan, der für jeden gilt, der auf diese Erde kommt? Von einem Seelenplan, der entweder das Menschenkind hier auf der Erde leiblich ankommen lässt oder der es nur eine Zeit lang im Bauch der Mutter sein lässt? Das Herz des Ungeborenen kann plötzlich aufhören zu schlagen. Dann sprechen wir von Sternenkindern[3], egal ob Fehlgeburt, Abgang, Abbruch oder Totgeburt.[4]

Lassen uns die Väter daran teilhaben, ob es sich um ein Wunschkind handelt oder ob das Baby eher zufällig in das Leben des Paars, in das Leben des Mannes getreten ist?

Während seine Frau schwanger ist, nimmt auch der Mann an Körpergewicht zu (im Schnitt 4 kg). Übelkeit, Schlaflosigkeit, Verstopfung, Kopf- und Zahnschmerzen können ihn quälen[5]. Tauschen sich werdende Väter darüber aus? Ahnen sie, dass diese körperlichen Veränderungen mit der Schwangerschaft der Partnerin zu tun haben?

Die überwiegende Mehrzahl der Männer begleiten ihre Frauen zu Schwangerschaftsterminen, und gemeinsam kann überlegt werden, wo das Kind geboren wird – ob zu Hause, im Geburtshaus oder im Krankenhaus. Finden die Eltern keine Möglichkeit, sich zu einigen, sollte der Intuition der Schwangeren vertraut werden, weil Mama und Baby unmittelbar miteinander verbunden sind.

Etwas mehr als die Hälfte der werdenden Väter kommen mit zum Geburtsvorbereitungskurs. Es existieren auch Geburtsvorbereitungskurse, die von Männern konzipiert wurden und sich ausdrücklich an Väter richten, wovon – wie Du später lesen wirst – einige Autoren in diesem Buch profitierten.

Die Phase der Geburt – wie werdende Väter sie erleben

Wusstest Du zum Beispiel, dass ...

... die Tatsache, dass Väter, die bei Geburten anwesend sind, das größte Kulturexperiment darstellt?

---

[3] Die kleine Seele hat sich, vollbewusst dass sie empfangen, aber niemals geboren wird „gerade diese Frau als seine Mutter ausgesucht ... Sie wird sie immer lieben, ganz gleich, was geschieht. Das ist bedingungslose Liebe." (Byrne, Lorna: Engel in meinem Haar. Die wahre Geschichte einer irischen Mystikerin. München: Goldmann Verlag 2014, S.255)

[4] https://www.hopesangel.com/angebote-f%C3%BCr-betroffene-eltern/

[5] Lütje, Wolf: Väter rund um die Geburt, powerpoint, E-Mail Zusendung „Väter Babylotsen", 09.12.2023

Was ist das Experimentelle daran, das Väter bei den Geburten dabei sind? Nicht *DASS* sie dabei sind, sondern dass dies – im mitteleuropäischen Raum – noch nicht allzu lange der Fall ist. Es war komplett neu und ungewöhnlich, dass Männer zu Geburten dazukamen, denn Schwangere kreißten und gebaren üblicherweise im Kreis von Frauen.

Die Frau als Mitglied der Gesellschaft hat im mitteleuropäischen Raum zivilisatorisch das Thema Geburt als hochrangiges, urweibliches Sozialereignis unter Frauen ausgehandelt. Seit den 1960er-Jahren kann von einem Paradigmenwechsel gesprochen werden. Somit handelt es sich um eine junge Tradition, dass werdende Väter bei den Geburten dabei sind.

Wie kam es dazu, dass ein werdender Vater bei einer solchen Begebenheit dabei ist?

Männer finden, das „Sozialereignis" ist reine Frauensache? Ja, warum nicht? Die Männer haben Sorge, dass sie ihrer gebärenden Frau zur Last fallen könnten, weil sie selbst vielleicht ohnmächtig werden? So gesehen können sie als vernünftig bezeichnet werden, wenn sie sich gegen ihre Anwesenheit bei der Geburt entscheiden. Sie schützen sich, was zugleich als hilfreich für Mutter und Kind betrachtet werden kann, die so nicht noch mit eventuellen gesundheitlichen Problemen des Mannes unter der Geburt konfrontiert werden.

Ein Mann, der gern bei der Geburt dabei war, formulierte, er fühlte sich bei der Geburt wie eine „Stehlampe des Vertrauens". Das liest sich harmonisch und gibt ein passendes Gefühl für die Szenerie, in der sich die Gebärende befand.

Wissen Eltern vor dem Geburtsgeschehen, dass an einem bestimmten Punkt des Geburtsprozesses Panik ausbrechen kann? Nämlich dann, wenn sehnlichst auf die Hingebungsphase gewartet wird, die nach der Eröffnungsphase die erlösende Kraft der Presswehen mit sich bringt.

Die Geburts*medizin* nennt diese Phase auch Austreibungsphase. Diese lässt manchmal auf sich warten, so dass es passieren kann, dass die Frau in Panik verfällt. So schlimm, dass sie verzweifelt und nur noch nach Hause möchte. Sie animiert den Vater das medizinische Fachpersonal zu holen für eine Betäubung oder gleich einen Kaiserschnitt. Die Frau ist in diesem Moment kurz davor, das Baby zu bekommen, aber dennoch in einer Phase großer Not. Das sollten Eltern unbedingt wissen. Wenn der Vater dadurch auch in Stress gerät, steht die Frau unter zusätzlicher Belastung.

Aus den Geburtsberichten auf meiner Website www.vaterwerden-vatersein.net wird deutlich, dass Männer während der Geburt ihres Kindes gern aktionistisch unterwegs sind. Sie lieben Technik, Schnelligkeit und somit tendenziell auch Interventionen. Bei genau diesem Thema trifft der Vater auf das Interesse der Geburtsmedizin – die Männer und Frauen in Weiß. Ich frage mich tatsächlich, ob es hilfreich ist, dass sich das Personal unbewusst mit dem Mann verbündet?
Ich möchte frei von Konventionen über alle Optionen nachdenken. Auf meiner Webseite [6] unter „Väter – Hüter der Geburt?" findet sich eine Anregung, wie sich Eltern die Antwort auf die Frage „Ist der Vater bei der Geburt dabei oder nicht?" mittels Brief überreichen.

Folgendes spricht *für das Dabeisein der werdenden Väter bei der Geburt*:

- Ein großes Plus ist die Tatsache, dass sie eine intensivere Bindung zum Baby aufbauen, auch über eine eventuell spätere räumliche Trennung zwischen Vater und Mutter hinweg.

---

[6] https://vaterwerden-vatersein.net/blog/vaterwerden/

- Auch nach einer Frühgeburt kann sich der Mann besser in seine neue Vaterrolle hineinfinden.
- Reduzierung von Schmerzmitteln aufgrund der Anwesenheit des Vaters.
- Männer erleben „die Macht und die Stärke gebärender Frauen."[7]
- Die Qualität der Partnerschaft kann den Geburtsverlauf bestenfalls positiv beeinflussen. Eine tragfähige Partnerschaft bringt positive Auswirkungen auf die Zeit des Wochenbettes mit sich.

Der (werdende) **Vater und die Wochenbett-Zeit**

Werden die Männer davon schreiben, ob sie zuvor informiert wurden, was ein Wochenbett ist? Dass die Frau mindestens die erste Woche nach der Geburt im Bett verbringen sollte, um sich auszuschlafen?

Eine Beziehung zueinander aufzubauen, ist für den Vater und das Neugeborene von besonderer Bedeutung, allerdings steht oft *die Mutter* fürs Baby im Vordergrund. Das Baby wird nie wieder so viel auf einmal lernen wie in der ersten Lebenswoche. Von meinem Hebammenkreis wird empfohlen, dass in dieser Zeit der hauptsächliche Kontakt zwischen Baby und Mutter stattfinden sollte, da sie sich seit neun Monaten gut kennen. Das Baby lernt zu atmen, zu verdauen, sich in der Welt zurechtzufinden. Es ist wichtig, dies dem Baby in einem geschützten Rahmen zu ermöglichen. Die Mutter mit ihrem Herzschlag, ihrem Sein kennt das Baby. Die Mutter stellt einen Wiedererkennungswert für das Baby bei seiner Ankunft in der Welt dar, den der Vater durch seine Stimme und die Berührungen des Babybauches erreicht.

---

[7] Reed, Rachel Zurück zur Geburt als Übergangsritus, Bonn: Magas-Verlag, S. 178

Die Mutter, jetzt Wöchnerin, sollte von ihrem nahestehenden Umfeld bekocht und rundum versorgt werden. Es sollte vermieden werden, sie mit dem Baby allein in der Wohnung zu lassen. Wenn zum Beispiel an der Tür geklingelt wird, wäre es fatal, die Wöchnerin aus dem Schlaf zu reißen und sie zur Tür gehen zu lassen. Dies ist nach Möglichkeit zu unterbinden, denn physisch und auch psychisch benötigt sie Ruhe und Erholung. Alles Gedehnte und Gestreckte im Beckenbereich – die Muskeln, das Gewebe – muss erst wieder gut zusammenwachsen.

Der Vater ist für das Wohlergeben der Frau zuständig. Es kann unglaublich entlasten und für Körper, Geist und Seele Sicherheit bedeuten, wenn der Vater einfach da ist, ohne dass die junge Mutter darum bitten muss. Viele Väterberichte zeugen davon: Die Väter sind einfach da; für Mutter und Baby!

Eine andere Sichtweise, die ich als Herausgeberin gut nachfühle, ist die, dass es dauern kann und darf, bis der Vater in seine neue Rolle, die sich zwischen ihm und dem Baby entwickelt, hineinwächst.
Die Beziehung zwischen Vater und Baby kann viel später noch an Bedeutung gewinnen, und zwar dann, wenn die Mutter dem Vater signalisiert hat, dass sie loslassen kann.
Liebe Väter, lasst Eure Partnerin erst einmal in der Mutter-Kind-Beziehung ankommen. Sprecht darüber, dass Ihr abwartet.
Lasst ihr Zeit, sich in ihre neue Rolle einzufinden. Haltet Eurer Frau den Rücken frei – sie sollte frei sein, ganz für das Baby da sein zu können.

Schreiben die Männer davon, welche Vorstellungen sie von der Geburt hatten und wie sich diese dann real vollzog? Was sie währenddessen fühlten? Wurden die Männer vom medizinischen Fachpersonal gefragt, wie es ihnen ging? Was berichten die Männer über die Phase des Wochenbettes?

Wussten die Männer von der Existenz einer **Couvade** (Co-Schwangerschaft aufgrund eines veränderten Hormonspiegels des Mannes), von väterlichen Verstimmungen oder anderen psychischen Beeinträchtigungen nach der Geburt? Im Anhang ist ein Arztbericht veröffentlicht, der ein Arzt-Patienten-Gespräch widerspiegelt. Der Bericht verdeutlicht die Verzweiflung eines jungen Vaters und die Irritationen nach der Geburt seines Kindes. Er zeigt aber auch auf, wie wichtig der Austausch mit erfahrenen Vätern ist, die das desorientierte Gefühl nach der Geburt ihres Kindes selbst erlebt und überwunden haben.

Männer machen als Vater eine Menge durch. Wir sollten ihnen Raum geben und ihre Erfahrungen nicht unterschätzen.

Mann, Vater UND Partner sein

Viele berichten, dass das erste Kind der Partnerschaft die größte Prüfung auferlegt – die feste Beziehung zwischen Mann und Frau steht auf dem Prüfstand. Nach der Geburt ihres Kindes leiden bis zu zehn Prozent der Väter unter Depressionen, Angsterkrankungen und/oder Zwangsstörungen.

Sucht der Vater nun Halt außerhalb der Partnerschaft? Jagt er nach Erfolg, Status und Geltung, da er den angestammten Platz neben seiner Frau nicht mehr innehat? Was schreiben die Mitautoren darüber, wie sie sich nach der Geburt und der großen Veränderung, dem Vatersein, erleben?

Hat sich der Mann *mit seinen Eltern* darüber ausgetauscht, wie er selbst geboren wurde? Wie viel Zeit nimmt er sich, um diese Phase seines Lebens zu reflektieren?

Wie verarbeitet der Mann den Rollenwechsel vom Mann zum Vater? Geht er in Männerkreise, wo die Männer beispielsweise um ein Feuer herumsitzen und sich wahrhaftig und authentisch austauschen, sich erleben und unterstützen? Spricht er mit seinen Freunden ehrlich aus der Herzebene über das Geburtserlebnis und über ein verändertes Sexualleben zwischen ihm und seiner Frau?

Kann er Gefühle zulassen, sie zeigen und auch formulieren? Ordnet der Mann diese Emotionen ein und differenziert er auch, ob es sich dabei um Gefühle seines inneren Kindes handelt? Oder mimt der Mann seine Vater- und Partnerrolle wie ein Schauspieler?

Lassen wir uns überraschen. Es folgen nun die Erfahrungsberichte von zwanzig Vätern über Aufbruch und Neubeginn.

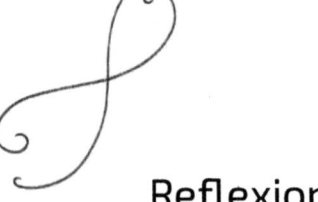

Reflexion

Wie fühltest Du Dich während der Geburt Deines Kindes?
Beschreibe gern auch, ob das, was Du darüber vorher wusstest,
anwendbar war ...

Bitte

Wir werden eingetaucht
und mit dem Wasser der Sintflut gewaschen
Wir werden durchnäßt
bis auf die Herzhaut

Der Wunsch nach der Landschaft
diesseits der Tränengrenze
taugt nicht
der Wunsch den Blütenfrühling zu halten
der Wunsch verschont zu bleiben
taugt nicht

Es taugt die Bitte,
daß bei Sonnenaufgang die Taube
den Zweig vom Ölbaum bringe
Daß die Frucht so bunt wie die Blume sei
daß noch die Blätter der Rose am Boden
eine leuchtende Krone bilden

Und daß wir aus der Flut
daß wir aus der Löwengrube und dem feurigen Ofen
immer versehrter und immer heiler
stets von neuem
zu uns selbst
entlassen werden

Hilde Domin

2 Wie Männer den Rollenwechsel erleben – zwanzig Berichte

Martin Stricker

Wie Du vom Mann zum Vater wirst – eine Reise zu Dir selbst

Du wirst bald Papa? Herzlichen Glückwunsch! Du möchtest wissen, wie Du Dich optimal auf die Geburt und die Zeit danach vorbereitest? Du brennst darauf zu erfahren, was wirklich zählt?

Ganz egal, wie alt Du bist und was Du bisher gemacht hast: In der Rolle des Papas sind wir alle gleich neu! Und diese ist so unglaublich vielfältig! Als Vater zweier Kinder, Papa-Coach und Entwickler des Papa-Trainingscamps „Vater werden!" werden mir oft Fragen wie die folgenden gestellt. Diese möchte ich gerne mit Dir teilen.

Martin, was bedeutet es für Dich, Papa zu sein?
Papa sein bedeutet für mich vieles: Freude, Spaß, Lebendigkeit, Lachen, Weinen, überfordert sein, Mut, Verantwortung übernehmen, Vorbild sein, Schutz & Sicherheit geben, ein sicherer Hafen sein, Raum geben und halten für die persönliche Entwicklung aller in der Familie, inklusive meiner selbst, Gefühle begleiten und fühlen, trösten, kuscheln, toben, Gefahren managen, spürbar sein. Zusammengefasst so etwas wie die bedeutendste Reise meines Lebens – die Reise zu mir selbst.

41

Was ist das Magische an einer Geburt?
Jede Geburt ist anders. Sie ist ein krasser Öffnungsprozess für die Frau, körperlich, emotional – ja, auf allen Ebenen. Dazu lässt sie wirklich alle Hüllen fallen, auch die, die zu ihrem eigenen Schutz sind. Das dürfen wir Männer wissen, damit wir unserer Aufgabe gerecht werden, für den Schutz der Familie zu sorgen. Ohne Schutz wirken neckische Kommentare von uns oder der (Schwieger-)Mutter extrem und dürfen vermieden werden – also agiert bewusst wie „im Glashaus". Was empfand ich als besonders magisch? Den Moment, als sich meine Frau voll und ganz auf den Geburtsprozess eingelassen hat, sich wirklich hat fallen lassen, und als sich so die weibliche Urkraft zeigte und sich voll entfaltete.

Wann bist Du Vater geworden, also so wirklich?
Realisiert habe ich es, als ich meinen Sohn das erste Mal auf dem Arm hatte, direkt nach der ersten Untersuchung im Kreißsaal, bevor ich ihn zu meiner Frau zurückgetragen habe. Dieser Moment war so übermächtig – ich glaube, es war pure, bedingungslose Liebe!

Wie hast Du eine Bindung zu Deinem Kind während der Schwangerschaft aufgebaut?
Erst dachte ich: gar nicht. Wie auch? Irgendwie fühlte sich die Schwangerschaft an, als wäre ich außen vor. Immer wenn meine Frau begeistert „Er boxt!", „Er dreht sich!" oder sonst was rief und ich sanft meine Hand auf ihren Bauch legte, spürte ich ... genau: nichts. Auch nach mehreren Versuchen: nichts. Das fühlte sich schon komisch an.

Was für mich jedoch besonders war, war dieser eine Tag X: Ich war auf Geschäftsreise und meine Frau bei der Kontrolluntersuchung bei ihrer Frauenärztin. Sie wurde wegen Verdachts auf Frühgeburt sofort ins Krankenhaus eingeliefert. Panik, Stress, Angst. Dank der vielen helfenden Menschen kam dann auch ich relativ bald in der Klinik an, und als ich ins Behandlungszimmer eintrat, geschah für mich ein Wunder: Die Überwachungswerte meines Kindes verbesserten sich schlagartig, als ob mein Sohn gemerkt hätte, dass ich nun da war. Vielleicht hatte meine Frau es gespürt und sich entspannt, was sich sofort auf unseren Sohn übertragen hat? Keine Ahnung, was es war – es hat mich tief beeindruckt!

Wie hat sich Dein Kontakt zu Deinem eigenen Vater verändert, seitdem Du selbst Vater bist?
Irgendwann nach der Geburt meines ersten Kindes wuchs eine große Neugier in mir, zu erfahren, wo wir herkommen. Wer sind meine Vorfahren, mein Vater, mein Opa, mein Uropa und ... meine männliche Linie? Wie haben sie gelebt, welche Themen waren für sie essenziell? Durch ein neues Leben rutscht automatisch auch die Endlichkeit des Lebens ins Bewusstsein, sowohl des eigenen wie auch des Lebens meiner Eltern. Plötzlich bewegten mich Fragen wie „Bin ich bereit zu sterben?", „Was, wenn heute mein letzter Tag wäre?", „Was wäre noch wirklich wichtig?", „Was ist mir jetzt in diesem Moment wichtig?", „Kann ich einfach loslassen?" etc. Und in Bezug auf meine Eltern, insbesondere auf meinen Vater: „Bin ich bereit für den Tag, wenn der letzte Hauch durch den Körper meines Vaters weht?"

Ich habe lang gebraucht, mich dem Thema anzunehmen und mich innerlich vorzubereiten. Wieso? Weil er mein Vater ist und damit einer der wichtigsten Menschen überhaupt. Der, der immer da ist, wenn ich ihn brauche – der, der die unendliche Vater-Sohn-Liebe verkörpert, die mich stützt. Und ich konnte mir vor der Geburt meines Kindes nicht vorstellen, dass er irgendwann mal nicht mehr da sein wird.

Ich bin dankbarer geworden – für jeden Moment, den ich mit ihm erleben darf. Und ich ehre jeden Moment, der mir in Zukunft noch geschenkt wird.

43

Was war bisher Deine größte Herausforderung als Papa?
Mich selbst zu heilen, mich wieder selbst zu fühlen, zu spüren und damit wirklich berührbar für meine Familie zu werden. Ich weiß nicht, wieso und wann genau, aber es muss wohl in meiner frühen Kindheit gewesen sein – ich hatte mich von meinen Gefühlen abgeschnitten, abgeschottet, damit ich Schmerz nicht mehr zu fühlen brauchte. Wer kennt sie nicht, Sätze wie „Ein Indianer kennt keinen Schmerz!", „Jetzt hab dich doch nicht so, ist doch nur ein Spiel", „Stell dich nicht so an!". Davon gibt es mehr als genug. Und es hat mir gezeigt, fühlen ist nicht erwünscht. So habe ich langsam aufgehört, mich selbst zu fühlen. Und ich habe es perfektioniert. Das hat mir das Leben erleichtert und gleichzeitig enorm viel Lebendigkeit genommen. Meine Kinder wollten mich aber spüren im Sinne von wahrhaftig und echt erleben. So fing eine neue Reise für mich an, die bis heute andauert. Nach einem langen Weg muss ich mich erst wieder daran gewöhnen, so viel zu spüren. Danke an all die lieben Menschen, die mich auf diesem speziellen Weg begleitet haben. Ich bin so dankbar, die Lebendigkeit wieder zu spüren, auch wenn es hier und da wehtut.

Und was hat Dich bisher am meisten geprägt?
Unsere erste Geburt, würde ich sagen. Sie hat mein Leben komplett über den Haufen geworfen – es hat sich alles verändert, wirklich alles! Das hört man ziemlich oft. Ich kann das einfach nur bestätigen.

Wie hast Du Dich damals aufs Vatersein vorbereitet?
Ich bin sehr naiv in Richtung Elternschaft gegangen und wusste nicht, was wirklich auf mich zukam. Wobei, so stimmt das auch nicht. Ich war mit beim Geburtsvorbereitungskurs, bei den Untersuchungen, und ich stand in intensivem Austausch mit meinem besten Freund, der ein Jahr vor mir Vater geworden ist. Mit meinem heutigen Wissen hätte ich es aber auf jeden Fall anders gemacht.

Und wie war Eure zweite Geburt?
Angemeldet waren wir in der Klinik, wie beim ersten Kind. Bis zu dem Tag, als meine Frau meinte, sie habe so ein komisches Gefühl, dass wir es nicht rechtzeitig in die Klinik schaffen würden. Die erste Geburt ging ja schon recht zügig. Was sollte ich nun mit dieser Situation anfangen? Ein Profi musste her – die Hebamme kam auch gleich am Nachmittag zur Kontrolle und reagierte komplett relaxt: „Dann bleiben Sie besser daheim, rufen mich an, ich komm' vorbei und Sie bekommen Ihr Kind daheim. Ist doch besser als im Auto auf dem Weg in die Klinik, oder?" Das war für mich eine komplette Planänderung. All das, was ich mir in meinem Kopf ausgemalt hatte, war damit weggewischt. Daher kommt mein Hinweis, sich als Vater in spe komplett offen den aktuellen Begebenheiten zu stellen. Ich legte mich danach erst einmal ins Bett, um mich an diese Veränderung zu gewöhnen. Das war auch besser so, denn als ich abends schlafen gehen wollte, meinte meine Frau: „Bleib lieber noch wach ..." Eine halbe Stunde später kam die Hebamme wieder und wir genossen die Geburt daheim. Meine Hauptaufgabe war es, schöne Kerzen anzuzünden, um eine willkommenheißende Stimmung zu schaffen. Es war magisch – ein Geschenk!

Was meinst Du, wer schneidet am besten die Nabelschnur durch?
Da gibt es kein Richtig und kein Falsch. Es ist Eure Geburt – Ihr dürft sie so gestalten, wie Ihr es wollt. Um das herauszufinden, braucht es Kontakt und Kommunikation! Die eigenen Vorstellungen können sich immer wieder ändern. Nehmt Euch Zeit für den Austausch, damit Ihr jeweils auf dem aktuellen Stand seid. Zeit zu zweit ist so wichtig und wertvoll.
Zurück zur Nabelschnur: Im Kreißsaal habe ich bei unserer ersten Geburt die Schere in die Hand gedrückt bekommen und dann auch die Nabelschnur durchtrennt. Es wirkte auf mich wie: „Du warst ja dabei, jetzt kannst Du auch einen Part dazu beitragen." Bei unserer zweiten Geburt, der Hausgeburt, war es ganz anders. Nachdem die Nabelschnur nicht

mehr pulsierte und wir intensive Kuschelzeit mit unserer Tochter genossen hatten, reichte die Hebamme meiner Frau die Schere. Meine Frau war irritiert und starrte die Hebamme mit großen fragenden Augen an. Diese entgegnete: „Es ist ein lebenslanger Abnabelungsprozess von Dir und Deinem Kind, und jetzt ist die Zeit gekommen, in der Du ganz bewusst diesen Abnabelungsprozess startest und die Nabelschnur bewusst durchtrennst." Wow, das hatte Wirkung! Sehr gerne erzähle ich von diesem Moment in meinen Papa-Trainingscamps.

Martin, was ist Dein Tipp zum Schluss?
Frage Dich immer wieder: Was kann ich heute von meinem Kind lernen? Öffne Dich diesem Wunder.

Von Herzen alles Gute auf Deinem Weg!

Kontakt: martin.stricker@papa-coach.de

Sagy Cohen

Am Ort der Schöpfung

Stell Dir die pure Natur vor ... einen Berggipfel und eine Jurte, einen Mann und eine Frau – nackt –, die ihren gemeinsamen Nachwuchs ohne fremde Hilfe zur Welt bringen.

So wurde Ruviam, mein dritter Sohn, geboren.

Als Mann an einem Ort der Geburt zu sein, ist schon ein befremdliches Erlebnis.

So war zum Beispiel meine erste Geburtserfahrung von unterdrückter Panik getrübt. Die Fruchtblase meiner Frau platzte Stunden, bevor die Wehen richtig einsetzten. Zuvor verweilten wir entspannt und abwartend zu Hause. Die darauffolgenden Stunden jedoch verbrachten wir im Krankenhaus in zunehmender Anspannung auf das Unbekannte. Wir hatten beschlossen, mitten in der Nacht dorthin zu fahren. Bei der Ankunft begrüßte eine friedliche Stille unsere nachlassende Nervosität. Mit der Zeit wurde diese Stille immer lauter. Das Baby hatte es nicht eilig, das medizinische Personal hingegen schon. Unruhe kam auf. Plötzlich war von einem Kaiserschnitt die Rede. Ein Chefarzt betrat den Raum mit fertigen Formularen zur Unterzeichnung.

Ich ging nach draußen, um frische Luft zu schnappen. Die Sonne lugte bereits hervor, und die Atmosphäre war kühl und still. Betend blickte ich zum Himmel auf und bat mein ungeborenes Kind, zu uns zu kommen und endlich diesen dunklen Tunnel zu verlassen. Dann veränderte sich etwas in mir. Ein Gefühl. Hoffnung. Etwas hatte Klick gemacht.

Plötzlich schien diese mächtige Aufgabe möglich. Mein Sohn, noch im Mutterleib, kommunizierte mit mir und verschaffte mir eine neue Perspektive.

Ich kehrte zurück in die Klinik und entdeckte das gleiche Gefühl der Hoffnung in den Augen meiner Partnerin. Von diesem Zeitpunkt an entwickelte sich die Geburt aktiv auf natürliche Weise weiter.

Ehrlich gesagt, ist die Geburt eine anstrengende Sache. Niemand erwartet, dass du nicht zurückschreckst. Plötzlich stehst du vor einer riesigen Herausforderung, der du zuvor noch nie begegnet bist. Doch jede Schwierigkeit birgt das Potenzial eines Entwicklungsprozesses. Sobald die Ängste transformiert sind, kann die ganze festsitzende Energie befreit werden. Und das, lieber Bruder, ist eine Kraft, die Dir zur Verfügung steht.

Während der Geburt meiner beiden ersten Söhne wusste ich nicht, was ich mit mir anfangen sollte. Ich verstand meine Rolle nicht, und mein Hauptanliegen war, nicht in die Quere zu kommen. Ich hatte weder das Bewusstsein noch das Selbstvertrauen, das ich heute habe.

Die Geburten meiner jüngeren Söhne, Ruviam und Rayee, waren ekstatische Geburten ohne äußeres Eingreifen. Meine Partnerin ließ sich von ihrem Körper in den Prozess einleiten, und ich unterstützte sie durch die Atmung, die Reinigung der Sekrete und natürlich durch Berührung, die bei einer ekstatischen Geburt das Tor zur Orgasmusgeburt darstellt.

Die Anwesenheit des Partners während des Geburtsvorgangs stärkt die Bindung nicht nur zwischen den Partnern, sondern auch zwischen Vater und Kind. Je aktiver und präsenter der Partner bereits während der Schwangerschaft ist, desto enger ist die Bindung zwischen ihm und dem Fötus.

Als Erster das Baby zu fühlen, wenn es in diese Welt eintaucht, es seiner wartenden Mutter zu übergeben ... Man kann die Gefühle nicht zurückhalten.

Lieber Bruder, es gibt keinen Grund, warum die Geburt nicht auch für Dich eine bestärkende Erfahrung sein sollte. Genauso, wie es zwei braucht – einen Mann und eine Frau –, um ein Kind im Leib zu empfangen, so braucht es dieselben zwei, um es sicher auf die Welt zu bringen.

Kontakt:
https://sagycohen3.timon-goelz.com/
sagy9gates@gmail.com

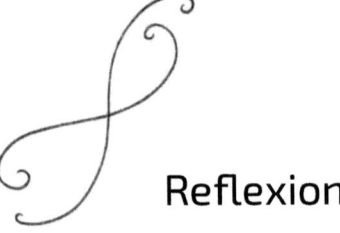

Reflexion

Beschreibe, was Du gern machst oder gern unternimmst mit Deinem Kind / mit Deinen Kindern!

Bernd B.

Ein Vater hin und her

Als ich erfuhr, ich sollte Vater werden, war das ein absoluter Schock für mich!

Ich war damals 25 Jahre alt und befand mich mitten in meiner Prüfung zum Steinmetzgesellen, bemühte mich seit knapp einem Jahr, Italienisch zu lernen, um mich dann in den italienischen Bergen von Carrara dem Marmor zu widmen, der einst Michelangelo unsterblich gemacht hat. Freischaffende Künste hatte ich vor Augen und nicht annähernd das Gefühl, mich der Verantwortung zu stellen, eine Familie zu gründen. Im Schatten meines Vaters, einem Rektor einer Realschule mit naturwissenschaftlichem Verständnis, wollte ich beweisen, ein Licht in der Kunst zu werden. Ich fühlte mich nicht als Spross einer Familie, der der Tradition folgen sollte, aus einer schlagenden Burschenschaft heraus Karriere zu machen. Wie aber sollte ich das bewerkstelligen mit einer zukünftigen Familie, zumal mir die werdende Mutter mitteilte, sie sei im vierten Monat schwanger?

Eine Abtreibung kam also nicht infrage. Die Verhütungspille sei wohl durchgerutscht, so die schwangere Mutter. Wir kannten uns zu der Zeit ein halbes Jahr. Sie hatte mit psychischen Leiden zu kämpfen. Das allein war schon für unsere Liebesbeziehung ein harter Brocken und der Plan, die Berge von Carrara zu erforschen, eine ideale Gelegenheit, diese Beziehung ohne großes Tränenvergießen zu beenden, gescheitert. Ich befand mich, wie bereits erwähnt, immer noch in den Fußstapfen meines erzkonservativen Vaters und befolgte seinen Rat, diese Familie zu gründen. Ich fühlte mich verpflichtet!

Als angehende Hebamme blieb die Mutter vielen Vorbereitungskursen fern. Ich hatte Anstellung bei einem Steinmetz gefunden. Aus der Traum mit Carrara, nun sorgte ich für den täglichen Broterwerb. Eingebunden in Geburtsvorbereitung war ich kaum, stattdessen oblag mir der Nestbau. Eine gemeinsame Wohnung musste her, eingerichtet und babygerecht möbliert werden. Finanziell war es eine Gratwanderung, meine noch lebende Großmutter schenkte ein Auto. Es gab mannigfaltige Auseinandersetzungen, was alles angeschafft werden und woher das Geld dafür kommen sollte. Das hatte negative Auswirkungen auf unsere Partnerschaft, die vorher schon geprägt war von der psychischen Krankheit der Mutter.

Besprochen war, dass ich an der Geburt teilhaben durfte. Die Entbindung sollte in einer Klinik stattfinden und wir wollten, wenn alles gut verlief, anschließend nach Hause zurückkehren. Ich habe mich nie nutzloser gefühlt, ich hatte keine Anteilnahme, kein Händchenhalten oder Gutzureden, was auch immer. Ich muss gestehen, die Mutter hat in acht Stunden Geburt unseren gesunden Jungen sensationell ohne großes Wehklagen zur Welt gebracht. Ich war schwer beeindruckt. Was für ein Wunder. Ich habe die Nabelschnur durchtrennt. Meine Erinnerung ist lückenhaft. Es tauchen vereinzelt Schnappschüsse auf. Unser Sohn war so winzig, so lütt, so klein und rot, Herr im Himmel.

Was soll ich wiedergeben? Da hat jeder Vater seine eigene Erinnerung. Ich habe den Papierkram erledigt, das Auto vorgefahren. Ich war wie in Trance. Unseren Sohn in dem Sicherheitssitz festgeschnallt und uns nach Hause gefahren. Ich war überglücklich, dass die Geburt so reibungslos verlaufen ist. Nun, nach den Monaten der Schwangerschaft galt es für mich, eine Bindung zu dem neuen, kleinen Menschlein aufzubauen. Doch wie? Er wirkte so zerbrechlich. Ich hatte Angst, etwas kaputt zu machen, seine kleinen Ärmchen und Beinchen. Windeln wechseln. Säubern. Behutsam liebkosen und: stillen. Ich erwähnte bereits die nervliche Krankheit der Mutter und was ich in unserer Beziehung bereits erfahren hatte: Sie konnte es schwer bis gar nicht ertragen, an den Brüsten berührt zu werden. Somit fiel die Muttermilch aus. Stattdessen wurde unser Sohn mit künstlicher Milch gesäugt. Ich hatte im Laufe der Zeit das Gefühl, das Großziehen unseres Sohnes überforderte sie, und ich übernahm immer mehr Aufgaben der Mutter, sobald ich von der Arbeit heimkam. Säugen, waschen, wickeln, zu Bett bringen, Haushalt erledigen. Ich war weit außerhalb tätig, lange Autofahrten, musste früh raus und kam spät heim, vorher einkaufen, Müll entsorgen. Von Zweisamkeit keine Rede mehr, gut, wir waren ja auch zu dritt, und ich würde festhalten wollen, beide Elternteile waren nervlich am Ende.

Ich sitze hier am Küchentisch, draußen ist es dunkel, Weihnachten steht vor der Tür und es fällt mir schwer, diese Kapitel eines harten Familienstarts erneut zu öffnen, denn alle meine Kinder sind mittlerweile in alle Himmelsrichtungen verstreut. Ich erwähnte Schnappschüsse der Erinnerungen, ich denke, diese Erinnerungen können immer wieder durch Details ergänzt, vervollständigt werden.

Wie also kann ich mein „Vaterwerden" für eine Leserschaft bildlich in Worte kleiden? Wen interessiert dieses Schicksal? Das Verlieren in genau diese Details spielt womöglich gar keine Rolle.

Ich wollte diese Familie jetzt. Koste es, was es wolle. Da ich selbst eine Schwester habe, ebenso wie die Mutter, war ich, waren wir der Meinung, unser Sohn solle kein Einzelkind sein. Ehe ich mich versah, war die Mutter unseres Sohnes erneut schwanger. Bis heute ist es mir ein Rätsel, wie wir dazu zueinandergefunden haben. Ich fühlte mich in keiner Weise in der Lage, Herr der Dinge zu sein. Der Haussegen hing schief, die Wohnung war zu klein für ein zweites Kind, nach wie vor war das Geld knapp, es musste ein Umzug her. Die psychische Krankheit der Mutter drängte mich an die Wand und ich hatte den Gedanken, die Familie vor der zweiten Geburt verlassen zu müssen. Zusätzlich kam hinzu, in den Augen meines Vaters versagt zu haben. In dunklen Momenten kam mir der Gedanke, ein toter Vater sei besser als ein Vater, der nicht zu seiner Familie steht. Ich begab mich in psychologische Betreuung. Ich wurde unter anderem wegen Suizidgefahr stationär in eine Klinik aufgenommen.

Allein dieser Abschnitt meines Lebens könnte mit Luft gefüllt werden, who cares.

Wieder bin ich überaus glücklich, selbst in dieser Zeit bei der Geburt unserer Tochter dabei gewesen sein zu dürfen. Ich denke, es ist vorhersehbar, dass geburtsvorbereitend keine gemeinsame Linie zu finden war. Uns Eltern stand die Trennung ins Gesicht geschrieben. Für mich war das Trennungsleid allgegenwärtig. Für die Mutter mit Sicherheit ebenfalls. Ich empfand das Zusammensein mit der Mutter als unhaltbar. Es gab keinen gemeinsamen Nenner, wie diese Familie Bestand haben könnte. Ich verließ die Familie und begab mich erneut in psychologische Betreuung.

Wie schon vor der Geburt unseres Sohnes oblag mir wieder der Umzug der Familie in eine neue, größere Wohnung. Mit dem Unterschied, dass ich gar nicht erst einzog. Ich suchte Unterschlupf im Freundeskreis. Dennoch lagen mir die Kinder sehr am Herz und ich brachte sie unter der Woche Dienstag und Donnerstag in der ursprünglich gemeinsam geplanten Wohnung zu Bett, bevor ich dann in mein WG-Zimmer heimkehrte. Diese Situation zog sich über zwei Jahre hin, bis ich auf einem Dorf am Stadtrand eine feine Bleibe fand. Hier bot sich die Möglichkeit, die Kinderlein über das Wochenende zu mir zu holen. Ab jetzt begann für mich, und ich glaube auch für die Kinder, die Freiheit. Sechs Jahre lang waren sie so gut wie jedes Wochenende bei mir, von Freitag bis Sonntag. Fern der Mutter konnte ich mich ganz den Kindern widmen, ohne auf ihre krankheitsbedingte Lebensvorstellung eingehen zu müssen. Die Einkäufe für das Wochenende mit den Zwergen bei mir waren allein schon ein Abenteuer. Wir zogen zu Fuß los, bestaunten jede Ameise, blieben an jeder Ecke stehen und jeder Artikel im Einkaufsregal musste begutachtet werden.

Nun mag man einwenden, jahaa, binde das mal in den Alltag ein – doch das lasse ich nicht gelten, ich habe unseren Kindern in unserer gemeinsamen Zeit offene Augen ermöglicht. Im Winter habe ich meinen Sohn in Schneewehen geworfen, ihnen das Fahrradfahren beigebracht, Bäume zum Klettern angeboten, einen Sandkasten gebaut, den wir gemeinsam geflutet haben, die Tapeten im Kinderzimmer waren bis zur Unkenntlichkeit beschmiert, Kanalunterführungen mussten erkundet werden ... Diese Schnappschüsse lassen sich unendlich ergänzen. Ich betrachte diese Zeit mit den Kindern für mich als unendlich leicht. Meine Liebesliaison nebenher hatte darauf keinen Einfluss. Jedoch verschlechterte sich der Gesundheitszustand der Mutter, sodass unsere Kinder immer mal wieder für einige Monate zur Großmutter oder Tante umzogen, von wo ich sie dann für unser Wochenende abgeholt habe. Das Zurückbringen war jedes Mal sehr tränenreich. Hinzukam, dass im Haushalt der Tante die Cousinen lebten und sich die Kinder somit zu viert ein Zimmer teilen mussten. Querelen waren somit vorprogrammiert. Beim vierten Male der Notsituation der Mutter in Bezug auf die Versorgung unserer Kinder habe ich die Reißleine gezogen und mitgeteilt, das Sorgerecht für die Bambini übernehmen zu wollen. Alle Wetter, niemals hatte ich damit gerechnet, solch einen Gegenwind zu bekommen. Das Jugendamt war eingeschaltet, eine Sozialbetreuerin involviert und die Missstände im Haushalt der Mutter dokumentiert.

Mittlerweile war die Mutter dem Alkohol verfallen, der Abwasch stapelte sich in der Badewanne, das Waschbecken war zerschlagen, die Stromrechnung nicht bezahlt und der offene Gasherd spendete im Winter Wärme, der angeschaffte Hund kotete mangels frühen Gassigangs in das Bett der Mutter, wo er schlief, kurzum: ein völlig chaotischer Haushalt. Der Lebensabschnittsgefährte der Mutter befand sich im Methadonprojekt und beide kompensierten sie den mangelnden Drogenkonsum mit Alkohol. Oftmals war sie am Tage in der öffentlichen Alkoholikerszene anzutreffen. Die Kinder verwahrlosten und ich kam nicht umhin, die bisherigen Notfalllösungen bei der Tante infrage zu stellen und ein Alternativprogramm anzubieten. Ich war Vollzeit berufstätig, hatte tagsüber keine Zeit für die Betreuung unserer Kinder. In Absprache mit meiner Schwester kamen wir überein, ich würde in die Nachbarschaft meiner Schwester ziehen und wenn ich abends heimkehre, würden wir das Schiff schon zusammen schaukeln, wenn meine Schwester ab mittags die Kinder versorgte. Das Sorgerecht war nur nicht so leicht zu erringen, denn das Jugendamt vertrat die Meinung, das Kindeswohl ginge immer zur Seite der Kindsmutter. Ohne anwaltliche Hilfe und die akribische Dokumentation der Missstände hätte ich das vorübergehende Sorgerecht nicht erhalten. Eine widerwärtige Zeit, ein Rosenkrieg, wie Hollywood ihn nicht hätte besser bieten können. In der Übergangszeit, in der ich im Wohnort meiner Schwester eine Wohnung suchte, durften sie schon bei ihr wohnen. Zu der Zeit verschwand die Kindsmutter mit ihrem Partner nach Mallorca. Bis heute ist es mir ein Rätsel, warum.

Erwähnen möchte ich hier noch einen weiteren Schnappschuss. Irgendwann tauchte die Kindsmutter mit ihrem Freund und zwei Hühnerküken in der Jackentasche vor der Haustür meiner Schwester auf, um sich zurückzumelden, und forderte die Kinder wieder ein. Ich habe damals die Haustüre bei meiner Schwester geöffnet, sprachloser hat man mich nie gesehen. Nach einem Jahr Rechtsstreit wurde mir das vorläufige Sorgerecht zugesprochen. Eine Wohnung in der Nähe meiner Schwester war gefunden, ich hatte mit meiner Schwester die Betreuung, Erziehung und Umschulung der Kinder arrangiert. Eine neue Ära begann. Ich war unglaublich erleichtert. Wir bewohnten nun in dem Ort, wo ich selbst aufgewachsen bin, eine großzügige Wohnung mit Garten. Mein „Vaterdasein" war nun nicht wie an den Kinderwochenenden selbstbestimmt, sondern an Absprachen mit meiner Schwester und ihrem Mann gebunden. Das war mitunter nicht leicht, aber im Großen und Ganzen verspüre ich noch heute eine große Dankbarkeit für diese in meinen Augen fantastische Zeit.

Als die Kinder älter wurden und die Mutter sich ab und an einigermaßen gefangen hatte, durften sie an Wochenenden mit Bus und Bahn zu ihr fahren. Ich hatte mir professionelle Hilfe bei der Familienberatung geholt und wir waren der Überzeugung, die Kinder der Mutter nicht vorenthalten zu dürfen, damit sie sie nicht auf einen Sockel stellten. Die Mutter versuchte, sich auch in die Erziehung in unserem Haushalt einzumischen, was ich jedoch abwehren konnte. Des Weiteren war sie nicht in der Lage, Kindesunterhalt zu bezahlen, und der Staat unterstützte nur zeitlich bedingt. Geldnot herrschte aller Orten. Wieder entstand eine Abhängigkeit seitens meines Vaters, diesmal finanziell. Mein Selbstwertgefühl steigerte das nicht. Sei es drum. Ich hoffe, den Kindern bleibt dennoch diese Zeit mit vielen schönen Erinnerungen verbunden. Ich mag mir nicht ausdenken, was aus ihnen geworden wäre, wenn sie bei ihrer Mutter geblieben wären, zumal sich ihr Partner vor ihren Augen aus dem Fenster in den Tod gestürzt hat.

Aus der Ferne betrachtet habe ich unendliches Mitleid mit der Mutter unserer Kinder. Ich habe absolut keinen Kontakt mehr zu ihr und der der Kinder reduziert sich auf ein Minimum.

Ich lernte meine zukünftige Frau kennen. Sie hat zwei Töchter im selben Alter meiner Kinder. Eine Patchwork-Familie entstand. Wir heirateten erst, als die Kinder aus dem Haus waren, und zogen auch erst dann zusammen. Vatersein, Elternsein endet nie.

Kontakt: big.b@posteo.de

Aaron Elksnat

Erwachen und erwachsen werden

Im Juni 2020 sollte sich mein Leben von Grund auf ändern. Es war nicht nur die Zeit der aufkommenden Corona-Thematik, welche sicherlich für alle von uns einen großen Wandel und ein gründliches Über- und Umdenken mit sich brachte, sondern es sollte sich auch zu dieser Zeit begeben, dass ein gänzlich neuer Mensch in mein Leben trat. Einer, welcher die nötigen Eigenschaften und die erforderliche Kraft mit sich brachte, mein Wesen sowie meine gesamte Existenz, auch abseits von allen gesellschaftlichen Umwälzungen, welche nun stattfanden, aus der Tiefe heraus zu verändern. Natürlich geschah das nicht im Handumdrehen, doch brachte dieser neue Mensch unaufhaltsam innere Prozesse in Gang, welche meine Welt- und Wertvorstellungen, oftmals schmerzhaft, stets aufs Neue einreißen lassen, um mich auf dem Weg der Persönlichkeitsentwicklung weiter voranzubringen.

Es war zu der Zeit, zu welcher es für die meisten von uns bedeutete, Abstand zu nehmen – Abstand voneinander und Abstand zu sich selbst – und nicht nur sein Gesicht, sondern auch seine Emotionen und Überzeugungen zu verstecken. Vielen Männern, welche zu dieser Zeit zu Vätern werden sollten, war es durch Reglementierungen und Vorschriften des Gesetzgebers wohl nicht einmal möglich, bei der Geburt ihrer Kinder mit anwesend zu sein. Es war eine verrückte und verdrehte Zeit. Eine Zeit, in der gerade die Werte, die uns als Menschen ausmachen, infrage gestellt worden sind. Eine Zeit, die für viele von uns ein komplett neues Bild unserer Existenz als Individuum sowie auch unseres Seins als Gemeinschaft hat entstehen lassen.

Ich denke, dass sich zu dieser Zeit, gewissermaßen, eine Zerstörung der alten Weltbilder vollzogen hat. Wenn man nicht im puren Chaos versinken will, geht ein solcher Prozess immer auch mit der Erschaffung einer neuen Ordnung und einer neuen „Welt" einher. So gesehen hat das sehr persönliche, umwälzende Erlebnis, die Geburt unserer Tochter, recht gut in den Kontext der weltlichen Geschehnisse hineingepasst. Denn auch die Geburt eines Kindes, das Vater- oder Mutterwerden, lässt doch für die allermeisten von uns die „alte Welt", das persönliche Weltbild und die daran gekoppelten Vorstellungen von sich selbst, vom Menschsein und vom Leben im Allgemeinen unweigerlich einstürzen. Mithilfe dieses neuen Lebens, dieses reinen Seins, welches nun hilfebedürftig und herausfordernd in die Familie tritt, wird ein neues Weltbild, ein neues Verständnis von sich selbst und somit eine gänzlich „neue Welt" erschaffen.

Passenderweise wählten wir, meine Lebenspartnerin und ich, für unser erstes Kind den Namen der hinduistischen Gottheit für Zerstörung und Wiederaufbau. Oder besser gesagt wählte der Name unsere Tochter aus, denn er kam uns nur wenige Tage vor der Geburt praktisch zugeflogen und wir waren uns ausnahmsweise einmal sofort einig. Unsere Tochter sollte Shiva-Maria heißen.

Auch in einem anderen Punkt, diesmal bezüglich der anstehenden Geburt, waren wir uns auf Anhieb einig gewesen: Die Geburt unseres Kindes sollte unter keinen Umständen in einem Krankenhaus stattfinden. Nach sorgfältiger Überlegung und Beratung durch unsere Hebamme entschieden wir uns dann jedoch gegen eine Hausgeburt und für eine Entbindung in einem kleinen Geburtshaus, mit sehr intimer und familiärer Atmosphäre. Wenige Wochen vor dem Geburtstermin nahmen wir gemeinsam an einem Hypnobirthing-Kurs teil mit dem Ziel, meiner Lebenspartnerin und auch mir das letzte bisschen Angst vor dem sakralen Moment der Kindesgeburt zu nehmen und Vertrauen in diesen natürlichsten aller Lebensprozesse zu gewinnen. Zu gegenwärtig waren noch die Bilder aus Filmen und anderen Medien, von laut schreienden Müttern, die mit schmerzverzerrten Gesichtern zum Pressen und Drücken angehalten wurden, und von werdenden Vätern, welche entweder teilnahmslos danebenstanden oder das Weite suchten. Wir wollten keine Entbindung unter Schmerzen, Angst und medikamentösem Einfluss, sondern die bestmöglichen Voraussetzungen für eine natürliche und unkomplizierte Geburt. Unser Wunsch war es, diese zu einem unvergesslich schönen und lebensfrohen Erlebnis werden zu lassen. Und so kam es dann auch. Der Akt der Geburt hat sich als wundervoller Moment für immer in unserer Erinnerung abgespeichert. Während unser Kind zur Welt kam, lag meine Partnerin schwitzend und hechelnd in meinen Armen und ich habe aus nächster Nähe mit ansehen dürfen, wie sich unsere kleine Tochter aus der dunklen Geborgenheit des Mutterleibes hinaus ins Licht des Lebens zwängte. Ohne Frage, ein unvergesslicher Augenblick ...

Auch wenn ich dieses kleine, schreiende Wesen nicht auf Anhieb aufrichtig und tief lieben konnte, so war mir die Heiligkeit und Besonderheit dieses neuen Lebens doch vom ersten Moment an präsent. Wahrscheinlich musste ich erst einmal lernen, was es denn überhaupt bedeutet, aufrichtig und tief zu lieben. Gewiss empfand ich bereits in dem Moment Liebe, als ich unsere Tochter das erste Mal in meinen Armen hielt, und auch noch früher, als sie noch in Form eines Embryos im schützenden Mutterleib umherschwebte.

Neugierig lauschte ich damals den kugelrunden Bauch meiner Freundin ab, um mir auch der ersten Regungen unseres werdenden Kindes gewahr zu sein. Doch hat die Liebe mit der Zeit erst noch Wurzeln schlagen und mit meinen Kindern und meiner Verantwortung als Vater gemeinsam wachsen müssen, bis ich heute sagen kann, dass ich auch wirklich aufrichtig und tief liebe. Viele, teils verhärtete Schichten meiner Persönlichkeit mussten zuerst durchbrochen und von eben dieser Liebe erfüllt werden, bevor mein gesamtes Wesen sie auch wirklich akzeptieren und annehmen konnte. Wahrscheinlich ist dies ein natürlicher Entwicklungsprozess, dem sich liebende Eltern hingeben, um sich von ihm leiten zu lassen.

Mein Entwicklungsprozess, welcher der Geburt meines ersten Kindes folgte, führte mich nicht nur durch erfreuliche Aspekte und besonders liebenswerte Seiten meines Ichs. Obwohl ich schon einige Jahre vor dieser weltenverändernden Erfahrung mit der Arbeit an mir selbst und dem Aufarbeiten von alten Glaubenssätzen und Gedankenmustern begonnen hatte und mir selbst gerne einredete, bereits gereift und gefestigt zu sein, kamen infolge der Geburt meines ersten Kindes längst überwunden geglaubte Persönlichkeitsstrukturen wieder zum Vorschein und warfen mich durch ungefilterten Kontakt mit meinen verdrängten Schattenseiten immer wieder in tiefe Depressionen und Verzweiflungszustände. Wie hätte ich damals auch auf Anhieb fertig werden sollen mit all dem Selbsthass, der Scham und dem Zweifel, welche sich im Zuge der Selbsterkenntnis bezüglich meines tatsächlichen Reifegrades einstellten. Unweigerlich drängten sich mir Sorgen und Ängste auf, die zunehmend stärkeren Einfluss auf mich ausübten. Unausgesprochene Fragen begannen mich zu quälen. Werde ich dazu fähig sein, dieses kleine, wundervolle Wesen auch wirklich aufrichtig zu lieben? Werde ich in der Lage sein, für unsere Tochter zu sorgen? Werde ich es schaffen, ein guter Mensch zu sein, und werde ich noch genug Zeit und Raum für mich und meine Vision vom Leben haben? Wird es uns als Familie an nichts fehlen und werden wir mit allem, was nötig ist, versorgt sein? Werde ich immer die richtigen Entscheidungen treffen ...?

Die Antwort auf all diese Fragen ist für mich persönlich immer „Vertrauen" gewesen. Vor allem das Vertrauen in die Menschheit und Vertrauen in mich selbst als Teil von ihr. Eine Entscheidung, an der ich bis heute festgehalten habe und welche mich bisher nicht enttäuscht hat. Bei Entscheidungsfragen habe ich mich stets darum bemüht, nach dem Kriterium zu entscheiden, welche Wahl am meisten Glück und Frieden für meine Familie bedeutet. Sicherlich hat es auch dunklere Zeiten gegeben, in denen ich egoistischer motiviert gewesen bin, was das Treffen von Entscheidungen betrifft. Doch beurteile ich diese Zeiten aus heutiger Sicht als Abzweigungen meines eigentlichen Weges. Zeiten, die scheinbar nötig gewesen sind, um weiterhin zu reifen und zu lernen.

In den folgenden dreieinhalb Jahren habe ich immer wieder an meinen Entscheidungen gezweifelt und oftmals das Gefühl gehabt, nicht das Richtige zu tun oder nicht zu genügen, mich nicht reif genug und nicht gewinnbringend genug oder auch nicht den Umständen entsprechend ernst genug verhalten zu haben. Wenn ich heute zurückblicke, weiß ich, dass ich in bestimmten Momenten doch die richtigen Entscheidungen getroffen haben muss. Denn wir leben nach wie vor als Familie zusammen, wir lieben uns, bemühen uns um gegenseitige Aufmerksamkeit, Rücksichtnahme und Unterstützung und arbeiten gemeinsam am Wachstum des Familienglücks. Keine Selbstverständlichkeit, wenn man die immense Menge von zerstrittenen und zerrütteten Familien bedenkt oder auch diejenigen, welche sich mit der Zeit zu reinen Zweckgemeinschaften degradiert haben. Auch wir haben verschiedenste Stadien des Ungleichgewichts und der Disharmonie durchleben müssen und durchleben sie teilweise auch heute noch. Denn auf den Akt der Geburt haben wir uns zwar gründlich vorbereiten können, auf das Elternsein und das damit verbundene elterliche Erwachen jedoch weniger.

Über das Vaterwerden kann man sich zwar, wie über jedes andere Thema auch, belesen und informieren, doch letzten Endes muss man es selbst erleben, um herauszufinden, was diese Erfahrung auf persönlicher Ebene, ganz individuell, in einem selbst auslöst.

Kurz nach der Geburt unseres ersten Kindes gab mir eine flüchtige Bekanntschaft, bereits Vater von mehreren Kindern, zum Abschied noch die folgenden Worte mit: „Jetzt, wo Ihr Eltern seid: Willkommen im Leben." Schnell gesagte Worte, mit tiefer und wahrhaftiger Bedeutung, wie sich noch herausstellen sollte ...

Zwar hatte ich von Beginn der Schwangerschaft an gedacht, dass ich mich für den Weg der Familie und der Liebe entschieden hatte, doch brauchte es eine lange und aufreibende Zeit der (Selbst-)Prüfungen und Enttäuschungen, um diese Entscheidung auch wirklich in ihrem vollen Umfang auf allen Ebenen meiner Persönlichkeit und meines Wesens als Mensch zu verinnerlichen und anzunehmen. Und auch heute noch bleiben die Prüfungen nicht aus und die Liebe stellt mich vor immer neue Herausforderungen, holt längst vermoderte Leichen wieder aus dem Keller und zeigt mir erbarmungslos all die Defizite und Schwächen auf, die auch heute noch Bestand haben. Wer einen anderen Menschen aufrichtig lieben will, der muss wohl erst einmal sich selbst lieben können, was je nach Vorgeschichte, Lebensumständen sowie persönlichen Veranlagungen eine wahrlich herausfordernde Lernaufgabe sein kann.

Zweieinhalb Jahre nachdem Shiva-Maria in unser Leben getreten war, um ihren Tanz der Zerstörung und des Wiederaufbaus in Gang zu bringen, kam dann auch unser zweites Kind, diesmal ein männlicher Thronfolger, auf die Welt. Für die Geburt unseres zweiten Kindes ermöglichten wir uns nun auch den Traum einer Hausgeburt, wie wir es eigentlich bereits für die Geburt unserer Tochter geplant hatten.

Da der kleine Gabriel Adonis-Adonai es wohl sehr eilig hatte, auf die Welt zu kommen, und auch meine gebärfreudige Partnerin anscheinend beweisen wollte, wie unkompliziert und schnell so eine Entbindung eigentlich vonstattengehen kann, haben wir nicht einmal auf das Eintreffen der Hebamme warten können. Diese unterstützte uns dann telefonisch, sodass wir die Geburt unseres Sohnes gemeinsam als Mann und Frau meistern konnten.

Welch ein Abenteuer ... Der kleine Racker landete, begleitet von einem Schwall aus Blut und Schleim, direkt in meinen Händen. Auch Shiva-Maria war anwesend und nahm tapfer wie eh und je, mit gebührendem Sicherheitsabstand, an dem Geburtsprozess teil. Doch egal wie selbstbestimmt und wahrhaftig diese Erfahrung auch gewesen sein mochte, scheinbar konnte nichts und niemand verhindern, dass auch nach der Geburt unseres zweiten Kindes wieder ähnliche Existenzängste und Zweifel in mir emporstiegen, wie es auch schon bei der Geburt unserer Tochter der Fall gewesen war. Erneut fiel ich in eine Regression und in tiefe Depressionen.

Wieso bloß bringt eine solch schöne und bedeutungsvolle Erfahrung oft so unangenehme innere Prozesse ins Rollen? Warum folgt auf die Geburt eines neuen Lebens allzu oft die Depression des Kindesvaters oder auch der Kindesmutter?

Mag das vielleicht unter anderem damit zusammenhängen, dass die meisten von uns es selbst noch nicht fertiggebracht haben, erwachsen zu werden, sich die unablässige Notwendigkeit des Erwachsens jedoch spätestens zu dem Zeitpunkt, zu dem wir selbst neues Leben erschaffen und dieses behüten sollen, um es beim Heranwachsen zu unterstützen, förmlich aufdrängt?

Die meisten von uns sind wohl weit über die gesetzlich vorgegebene Volljährigkeit hinaus Kinder geblieben, häufig verletzt und verstört durch all den Ballast und den Druck, den wir unser Leben lang haben ertragen müssen. Wird man nun durch die Geburt eines eigens gezeugten Kindes und die damit meist korrelierende Selbsterkenntnis mit seinem eigenen verletzten Kind und inneren Dämonen konfrontiert, kann dies durchaus Angst machen. Je nach Lebensumständen können Verzweiflung und Hoffnungslosigkeit aufgewühlt werden, welche durchaus die Macht besitzen, einen ansonsten mental starken Menschen in eine Depression zu führen. Doch ist die Depression normalerweise keineswegs die Endstation und herauskommen kann man gefestigter und stärker als je zuvor.

Bei mir war das eindeutig auch der Fall. All die verdrängten und ungeliebten Persönlichkeitsanteile, welche nun gepaart mit der neu aufgebürdeten Verantwortung ihren Weg zurück in mein Bewusstsein fanden, hatten es leicht, mich zu „übermannen", da ich selbst noch kein Mann, sondern lediglich ein volljähriges, verstörtes Kind gewesen bin. Doch die Konfrontation mit meinen eigenen Kindern und die durch die Vaterschaft resultierende Verantwortung machten mich dann doch noch, nach und nach, zu einem Mann und meine Fragen darüber, was es bedeutet, „erwachsen" zu sein, führten mich unweigerlich zum „Erwachen".

Doch was genau bedeutet „erwachsen werden" eigentlich? Wichtig ist, dass wir unsere kindliche Entdeckerlust, Lebensfreude und Unvoreingenommenheit nicht verlieren. Und uns diese zu bewahren, gilt meiner Meinung nach sogar als höchstes Gut. Doch zumeist ist es vor allem die verletzte, sich ungeliebt oder unverstanden fühlende Seite des eigenen inneren Kindes, die uns an unserer Entdeckerlust und Lebensfreude hindert und jeglichen Fortschritt der Persönlichkeitsentwicklung während der Adoleszenz blockiert oder zumindest stark verlangsamt. Schmollend auf dem alleinigen Recht beruhend oder im eigenen Unverständnis gefangen, ist es auch gerade dieser verleugnete oder mit Scham und Misstrauen belegte Persönlichkeitsanteil, der jegliche Kanäle zu höherer Inspiration und Erkenntnis verschließt. Ohne dass wir es wollen, und allzu oft, ohne dass wir es merken.

Genau durch diesen meist verleugneten oder zumindest nicht uneingeschränkt angenommenen Teil unseres Selbst erhalten wir jedoch auch die Möglichkeit, über unser beschränktes unreifes Selbst hinaus zu wachsen, um zu erwachen und zu einem Erwachsenen zu werden.

Der erste Schritt in diese Richtung war bei mir persönlich das Erkennen. Zu erkennen, dass ich das Erkannte, in diesem Fall das verstörte oder verletzte Kind, zwar in mir trug, dass aber zu meinem eigenen Selbst noch wesentlich mehr dazugehörte. Zunächst einmal auch derjenige, der diesen Sachverhalt sieht und wenn auch nicht sofort, dann mit der Zeit, doch auch beginnt zu verstehen. Durch das Erkennen des inneren Kindes und durch den „Beobachter", welcher die inneren Vorgänge neutral wahrnimmt, sowie durch die Praxis der Reflexion bekommen wir dann die Möglichkeit, uns unseren eigenen „inneren Mentor" selbst zu erschaffen. Dieser begleitet und führt uns auf unserem Weg zum erwachsenen Selbst und stellt die Verbindung zu der inneren Führung wieder her. Ich denke, dass diese innere Führung im Grunde immer schon dagewesen ist, jedoch wiederholt von dem verletzten inneren Kind überhört, vergessen oder gar verdrängt worden ist.

Um heranzuwachsen und zu erwachen, musste ich lernen, meiner inneren Stimme der Vernunft wieder zuzuhören, mir selbst Vertrauen zu schenken und mich in den direkten Austausch mit meinem Selbst zu begeben.

Ein weiterer bedeutender Punkt, der das Elternsein und das damit oft verbundene Erwachen betrifft, ist die gegebene Verantwortung. Natürlich haben wir nun, als frischgebackene Eltern, die Verantwortung für die Gesundheit und das Wohl unserer Kinder, doch haben wir diese Verantwortung auch und nicht zuletzt für unsere eigene ganz persönliche Form von Gesundheit. Einem Zustand, der uns zufrieden sein lässt, uns aber auch ermöglicht, aktiv und produktiv am Leben teilzunehmen und uns vor allem die nötige Energie zur Verfügung stellt, um den täglichen, wichtigen Aufgaben in Sachen Haushalt und Kindeswohlförderung aufmerksam und reflektierend nachzukommen. Denn jedes Menschenkind ist darauf angewiesen, dass es mit allen den älteren Bezugspersonen verfügbaren Mitteln darin unterstützt wird, zu wachsen und sich dabei frei entfalten zu können.

Nach dem Erkennen und Akzeptieren der eigenen Unreife und Unvollkommenheit sowie dem Entschluss, aus diesem Zustand herauswachsen zu wollen, ist der nächste bedeutende Schritt zum Erwachsen werden also das Annehmen der naturgegebenen Verantwortung. Einer Verantwortung für unsere Gesundheit und für das Wohl unserer Kinder, aber auch unseren Mitmenschen und unserer Umwelt gegenüber. Denn wer wären wir heute ohne all die Menschen, die uns im richtigen Augenblick, oft in Zeiten unseres eigenen Fehlverhaltens, auf eine konstruktive und liebevolle Art und Weise begegnet sind und auf uns eingewirkt haben?

Wir haben also auch die Verantwortung, uns unseren eigenen psychischen Kräften zu stellen und ihre Auswirkungen auf unsere Mitmenschen und auf die Umwelt zu untersuchen sowie die daraus gewonnenen Erkenntnisse stets aufs Neue zu überprüfen. Ich denke, dass das in der Kindeserziehung, im familiären Zusammenleben sowie im Miteinander in einer Gesellschaft größerer Struktur von essenzieller Bedeutung ist.

Wir alle sind Erschaffer und Mitgestalter dieser Welt. Doch wie genau jeder Einzelne von uns auf seine Mitmenschen und seine Umwelt einwirkt, welche Kraft die Gedanken, das gesprochene Wort, der Wille und die Tat tatsächlich haben, das kann jeder von uns nur ganz individuell und persönlich herausfinden. Das tun wir durch unsere Erfahrung und die Reflexion über eben diese. Durch das ständige Beobachten des eigenen Handelns und der inneren Vorgänge sowie deren Auswirkungen auf unser Leben, auf unsere Kinder, unsere Mitmenschen und auf unsere Umwelt.

Ich denke, dass dies die grundlegende Verantwortung eines jeden von uns ist, derer wir uns spätestens dann gewahr werden sollten, wenn wir den direkten Spiegel für unser Tun in Form eines eigenen Kindes vorgehalten bekommen. Sicherlich ist es auch eine Entscheidungsfrage, und jeder von uns hat die Freiheit, sich so zu entscheiden, wie er es für richtig empfindet, auch gegen die naturgegebene Verantwortung und auch gegen die Liebe. Doch sagt mir meine Erfahrung, dass eine solche Entscheidung gegen das Leben zumeist auf Angst und Hass vor beziehungsweise auf sich selbst beruht und jegliches göttliche Potenzial in uns in etwas Diabolisches, Egoistisches verkehren kann – oder dieses sogar versiegen lässt. Gewiss erfordert eine Entscheidung immer auch Mut, doch sagt mir meine Erfahrung auch, dass es nicht viel mehr braucht als die Entscheidung an sich und das Festhalten an dieser. Alles Weitere kommt wie von selbst auf einen zu. Dann geht es nur noch darum, den Weg, für den man sich entschieden hat, auch zu gehen. Durch die Zeiten des Lichts und die Zeiten der Dunkelheit hindurch, mit Vertrauen und Liebe als stetigen Wegbegleitern.

> *„Ich bin der ich bin. Mal bin ich Mann, mal bin ich Kind. Mal schwer wie ein Stein, dann wieder leicht wie der Wind. Mal bin ich sehend, mal bin ich blind. Mal bin ich Meister, mal bin ich Lehrling. Mal bin ich Adler, mal bin ich Sperling. Mal bin ich still wie der Teich,*

71

dann reißend und laut. Wirds mir zu wild, tauch ich ab, und steig dann wieder auf."

Kontakt: Aaron.Elksnat.berlin@hotmail.de

Marcus Horndt

Vatersein als Schlüssel zum Mannsein

Was ist meine Geschichte?

Ich bin Vater von vier eigenen Kindern, Patchwork-Papa und ich habe alle Kinder in Hausgeburten zur Welt gebracht. Seit drei Jahren lebe ich mit meiner Kernfamilie dauerreisend.

Mit 26 Jahren wählte ich eine Partnerin, die bereits Mutter eines knapp fünf Jahre alten Mädchens war, und schlüpfte für die kommenden zehn Jahre in eine Vaterrolle. Wir wurden Eltern von drei wunderbaren weiteren Kindern und ich habe mich letztendlich von der Mutter getrennt. In der Folge lernte ich das deutsche Familienrechtssystem kennen, das mir ein normales, konsistentes Leben mit meinen Kindern leider verwehrte.

Mit meiner Lebenspartnerin, die selbst schon zwei Mädchen hatte, wurde ich Vater eines weiteren Jungen, der somit das jüngste von sechs Kindern und gleichzeitig unser Erstgeborener ist. So komplex, wie seine Rolle klingt, ist er ein immenses Geschenk für uns und ich durfte erfahren, wie ich eine Vaterrolle eingebettet in einer erfüllenden Partnerschaft leben kann.

Eine Partnerschaft, in der persönliche Weiterentwicklung, Freiheit und Flexibilität die höchsten Werte sind und in der das Kreieren eines wunderbaren Lebens voller Möglichkeiten zur gemeinsamen, zentralen Vision wird.

Mann werden durch Vatersein

Rückblickend kann ich feststellen, dass ich wirklich „Mann" erst durch mein „Vatersein" werden konnte. Davor habe ich mich eigentlich konsistent als „Junge" gefühlt; auch noch während ich schon Vater war.

Eltern zu werden, ist immer ein sehr einschneidendes Ereignis und nichts ist mehr so, wie es vorher war. Und vor allem ist es eine tiefe Einladung des Lebens, alles noch einmal neu anzuschauen! Zu lernen, für wahr Gehaltenes zu hinterfragen, eine völlig neue Flexibilität zu leben, noch viel stärker herausgefordert zu sein, die eigenen Bedürfnisse zu erkennen und Heilung zu erfahren. Vor allem ist Elternschaft – und damit Vaterschaft – ein Zustand, in dem wir darin herausgefordert werden, herauszufinden, wer wir wirklich sind.

Denn das ist die Natur unserer Kinder und ihre treibende Kraft: Sie wollen erfahren, wer wir sind. Und wir werden auf eine harte Probe gestellt, wenn wir es selbst nicht wissen. Oft machen wir dann unsere Kinder „falsch", versuchen, „unseren Stiefel durchzuziehen", oder bekämpfen alles Störende, was von ihnen kommt.

Oder aber wir sind bereit, jetzt wirklich hinzuschauen und uns auf diese Einladung einzulassen: die Einladung, uns selbst zu erkennen.

Und so sah ich hin und erkannte, wo ich überall noch „der kleine Junge" war, der auf die Erlaubnis wartete, etwas tun zu dürfen, der hoffte, dass jemand Entscheidungen für ihn traf, der sich nach Harmonie und Gehörtsein sehnte.

Es sollte noch eine Weile dauern, bis es vollständig gehen konnte, aber meine Kinder forderten mich an genau dieser Stelle heraus.

Was Kinder brauchen

Ich erinnere mich noch genau daran, wie mein erster Sohn nach einer langen Geburt zu Hause geboren wurde und dann auf dem Bett lag. So verletzlich.

Es gab einen Moment, in dem ich dachte, wenn ich mich (wir uns) nicht um ihn kümmere (kümmern), dann stirbt er. Er ist in völliger Abhängigkeit von uns. Er ist darauf angewiesen, dass wir ihn hochnehmen, wenn er es braucht, dass wir ihm Essen geben, wenn er hungrig ist, dass wir ihm helfen, wenn er sich unwohl fühlt.

In diesem Moment war meine Entscheidung klar: Ich werde alles dafür tun, dass er sich sicher fühlen kann, dass er gehört und gesehen ist und dass er bekommt, was er für seine optimale Entwicklung braucht.

Schon mit ihm als kleinem Baby erkundete ich intuitiv seine Grenzen. Ich warf ihn hoch, wirbelte ihn herum, er jauchzte vor Freude, wir übten akrobatische Figuren, bei denen wir lernten, uns gegenseitig blind zu vertrauen. Und immer wieder Grenzen testen, weitergehen, trösten, lachen, Verbindung spüren.

Nach ein paar Wochen spürte ich eine Veränderung in mir. Ich stellte fest, dass ich anfangs gar keine so tiefe emotionale Verbindung zu ihm spürte. Es war fast „sachlich". Eben ein Mensch, um den ich mich jetzt kümmern muss. Aber dann, eines Nachts, als ich ihn wickelte und mir plötzlich der Gedanke kam: „Wenn er sich jetzt umdreht und ich gerade nicht achtsam bin und er vom Wickeltisch herunterfällt ... welch unendlich schreckliche Vorstellung!" – da erkannte ich, dass sich meine Verbindung zu ihm völlig verändert und vertieft hatte.

Ich hörte Ähnliches später auch von anderen Vätern und auch von der Überraschung, wie sich das anfühlte.

Verschiedenheit von Vater und Mutter

Erst mit meiner Vaterschaft wurde mir bewusst, wie unterschiedlich Männer und Frauen an das Leben herangehen. Und im Falle einer Elternschaft, welche verschiedenen Qualitäten sie dadurch in die Familie einbringen. Aus dieser Perspektive ist die weitverbreitete Idee von Eltern, die „an einem Strang ziehen", völlig absurd.

Die Kinder sind gespeist aus dem genetischen Material von Mutter und Vater, und um dieses Potenzial, das tief in ihnen angelegt ist, optimal freilegen zu können, brauchen sie in ihrer Entwicklung beide Elternteile. Mit allen Verschiedenheiten, die diese mitbringen. Dann kann sich das, was als Potenzial in ihnen angelegt ist, erst zur vollen Größe entfalten.

Wir sollten aufhören, den anderen falsch zu machen. Den anderen zu ignorieren, zu beschämen, klein zu machen, abzulehnen oder zu verstoßen. Denn letztlich fällt es auf uns selbst zurück.
Und der Schaden, den wir damit bei unseren Kindern anrichten, ist immens. Da sie *aus uns* bestehen, lernen sie dadurch, diesen Teil in sich abzulehnen, ihn als falsch zu empfinden, ihn klein zu machen, und werten ihn ab.

Was wir stattdessen machen können: Wir sollten uns jeden Tag darin üben, unsere Partner freizulassen. Darin, wie sie etwas machen und wie sie mit dem Kind sprechen oder umgehen. Und sie nicht nur freilassen, sondern unsere Verschiedenheit sogar wertschätzen. Auch wenn es uns möglicherweise schwerfällt.

Mütter verweichlichen ihre Kinder nicht, sie geben nicht zu viel Liebe, sie umsorgen sie nicht zu viel. Die Gefahr allerdings ist, dass sie sich selbst vergessen. Dass sie ihre Grenzen nicht kennen oder diese nicht achten und sich in der Folge komplett selbst aufgeben.

Und Väter sind nicht zu aggressiv, zu laut oder zu herausfordernd mit ihren Kindern. Das ist genau die Qualität, die sie mitbringen. Sie haben die Power, ihre Kinder zu fordern, herauszufordern, achtsam darin zu begleiten, eigene Herausforderungen selbst zu lösen und präsent zu sein. Väter bringen Klarheit und Orientierung sowie absolute Wertschätzung. Wir Männer lösen naturgemäß viel mehr über den Körper als über die Sprache.

Die Gefahr ist, dass Väter abwesend sind, dass sie das Kind ignorieren, beschämen, klein machen oder abweisen. Das verletzt. Lasst uns uns stattdessen auf unsere Qualitäten besinnen und Vorbild sein, ohne zu belehren! Unsere Grenzen aufzeigen, ohne zu beschämen! Klar sein, ohne Dogmatismus!

Wie ich die Geburt meiner Kinder erlebt habe
Obwohl ich aus einer Familie komme, in der alternative Heilmethoden oder die Möglichkeit, Geburten außerhalb eines Krankenhauses zu vollziehen, nicht unbedingt normal waren, lag mir das für meine Familie nahe. Grundsätzlich bin ich jemand, der immer alles hinterfragt. Wenn es hieß: „So macht man das", hat sich bei mir eigentlich immer etwas geregt, das fragte: „Ist das wirklich so?", „Wie geht es anders?"
So sind alle meine Kinder in Hausgeburten zur Welt gekommen. Sehr unterschiedlich von Tempo und Umständen her, aber zu Hause, im vertrauten Umfeld. Ohne irgendwann losfahren zu müssen und ohne gleich wieder zurückzumüssen. In Abwesenheit eines straffen Zeitplans und wechselnder Besetzungen oder der Gefahr eines ungewohnten und resistenten Keimumfeldes. Der Impuls dazu kam jeweils von den Müttern und ich bin ihnen dankbar, dass sie das für sich so entschieden haben. Ich habe diese Entscheidung zu 100 Prozent mitgetragen.
Mir war meine Rolle sehr schnell sehr klar. Schon beim ersten Kind wusste ich, dass ich nichts tun kann, außer Raum geben, präsent sein und an

den Stellen unterstützen, wo es gefragt ist. Ich hörte im Geburtsvorbereitungskurs von werdenden Vätern, die Listen über die Wehenzeiten führten oder sonst irgendwelche Sachen machten, die eigentlich nur den Sinn verfolgten, sich selbst zu beschäftigen.

Ich kam dabei das erste Mal in Kontakt mit meiner Ur-Kraft, etwas zu „tun". Etwas umzusetzen, durchzuführen, ein Ziel zu verfolgen und an etwas heranzugehen (siehe die lateinische Wortbedeutung von „Aggression"). Und gleichzeitig kam ich mit der Ohnmacht in Kontakt, in genau dieser Geburtssituation nichts tun zu können und auch mit den Emotionen, die auftauchen können, wenn man (als Mann) nichts tun kann.

Das führte mich zu meiner zweiten Ur-Kraft: präsent sein und Raum halten. Und das, obwohl Drumherum die Hölle losbricht. Im Falle der Geburten bricht natürlich nicht „die Hölle los", aber es ist eine immens kraftvolle und herausfordernde Situation, in die man auch als Vater gerät. Überforderung, Unsicherheit, Ohnmacht, Überraschung tauchen auf, und die werdende Mutter wird in einer ihrer Ur-Kräfte gefordert, einen neuen Menschen zu gebären, der bis dahin neun Monate in ihr herangewachsen ist. Ein intensiver Prozess des Loslassens setzt ein, der sich über die folgenden Jahre und Jahrzehnte fortsetzen wird.

Das fordert viel und ist ein riesiges Geschenk; nicht nur für die Frau.

Die erste Zeit nach der Geburt
Mit dem Erstaunen über den neuen Menschen, der plötzlich einen Raum einnimmt, den es vorher überhaupt nicht gab, kommt dann auch langsam der veränderte Alltag. Ein so bedürftiges junges Wesen lässt natürlich die Bedürfnisse aller Beteiligten in der Familie in den Hintergrund treten, und so braucht es dort eine neue Aufmerksamkeit: auf den veränderten

Familien-Raum, auf die Partnerschaft, auf eventuell schon vorhandene Kinder. Alles muss sich neu sortieren.

Auch mir ging es als Vater so, dass ich in die Arbeit geflüchtet bin und gleichzeitig für die Familie da sein wollte. Vieles musste konzentrierter passieren, da es weniger Zeit und Raum gab. Trotzdem war es von allem nicht genug: Zeit, Aufmerksamkeit, Geld.

In mir war immer großer Respekt vor der engen Bindung zwischen Mutter und Kind. Sie hält das Kind ja quasi am Leben, indem ausschließlich sie für die Ernährung zuständig ist. Und dennoch war mir immer klar, dass ich ein tiefes Wissen in mir habe, was ich als Vater dem Kind zu geben habe. Und dass sich das von dem, was die Mutter dem Kind zu geben hat, unterscheidet: Ich spreche anders mit dem Kind, ich spiele anders mit ihm, ich bewege es anders und zeige ihm auf eine andere Art die Welt.

Viel später hörte ich erst von dem „Triangulierung" genannten Zustand und der Rolle des Vaters, dem Kind die Welt außerhalb des mütterlichen Beziehungsfeldes zu zeigen und erschließen zu lassen. Damit es sich letztlich in einem gesunden Maße von der Mutter ablösen kann. Intuitiv war mir das bewusst und selbstverständlich. Praktisch gelebt führte es allerdings schon zu einigen Herausforderungen.

Ich beobachtete, wie verschieden die Beziehung von uns Eltern zu dem Kind ist: Während das Kind ursprünglich ein Teil der Mutter war, bis die Nabelschnur getrennt wurde und bis die Nahrung über das Stillen nicht mehr der einzige Weg war, das Kind zu ernähren, ist die Beziehung der Mutter anschließend davon geprägt, das Kind immer weiter gehen zu lassen.

Der Vater ist am Anfang des Lebens des kleinen Menschen sehr weit außen vor. Er ist eventuell sogar nur Beobachter. Er schützt den engen

Raum, den Mutter und Kind haben, und er kann strukturell dafür sorgen, dass es den beiden gut geht. Und daher ist der Weg des Vaters in der Beziehung zu seinem Kind eher von einer Annäherung geprägt. Letztlich später auch vom Kind aus.

Am besten geschieht diese Entwicklung natürlich auf der Basis von gegenseitigem Vertrauen der Eltern. Deshalb ist ein Kind auch immer ein Schlüssel, sich noch tiefer kennenzulernen, und die Einladung an jeden Einzelnen, sich selbst weiterzuentwickeln. Und alle bisher für wahr oder gegeben gehaltenen Zustände weiterzubewegen.

Loslassen aller Vorstellungen vom Vatersein
Nachdem ich sozialer Vater eines Mädchens und Vater von zwei Jungs und einem weiteren Mädchen geworden bin, hat sich immer stärker gezeigt, dass die Vorstellungen von uns Eltern, wie wir leben wollen, zu weit auseinanderklaffen.

Ich erinnerte mich gerade jetzt daran, wie ich schon damals, in der Zeit, als mein zweiter Sohn geboren wurde, von einem unabhängigen und freien Leben mit meiner Familie träumte. Wie wir im Bus Europa bereisen und unsere Tage so gestalten, wie es uns gerade passt. Ich erinnere mich, wie ich es auch meiner damaligen Partnerin vorschlug und erkennen musste, dass das in dieser Konstellation absolut nicht möglich sein wird.

Auch wenn ich diese Idee, diese vage Vision, wieder in den Schatten drängte, verschwand sie natürlich nicht einfach so. Wir bekamen weitere Kinder, von denen eines im siebenten Monat im Bauch verstarb, was uns scheinbar wieder näher zusammenbrachte. Aber irgendwann war das, was ich als Leben für mich und uns sah, nicht mehr zu verdrängen. So trennte ich mich von der Mutter meiner Kinder.

Ich war überzeugt davon, dass wir als Eltern – zwar getrennt als Paar, aber immer noch Eltern – Wege finden würden, wie wir beide im Leben der Kinder Platz haben werden, hatte die Situation jedoch völlig verkannt.

Solange die Partnerschaft mein „Ja" hatte, war ich *der beste Mann, den man sich vorstellen konnte.* Das verkehrte sich – für mich damals absolut überraschend – ins totale Gegenteil, und als die Paarbeziehung mein „Nein" hatte, wurde alles, was ich wollte oder mir vorstellte, völlig unmöglich. Von einem Tag auf den anderen war ein Leben nach meinen Vorstellungen eine Gefahr für meine Kinder und musste unter allen Umständen verhindert werden. Um meine junge Tochter nach über einem Jahr überhaupt wiedersehen zu können und eine gewisse Verlässlichkeit und Regelmäßigkeit im Leben mit meinen Kindern zu erleben, habe ich nach einiger Zeit das Familiengericht bemüht. Das verschaffte mir allerdings eine regelrecht traumatische Erfahrung, denn dort lernte ich kennen, wie wenig die Rolle des Vaters offensichtlich auch gesellschaftlich wert ist. Wie wenig Wert mir als der engsten Bezugsperson der Kinder – neben der Mutter – zugesprochen wird.

Selbst als Freundin der Mutter oder als Oma der Kinder hat man mehr natürliche Möglichkeiten, im Leben der Kinder zu sein, als es mir als von der Mutter getrenntem Vater möglich war. Das hat mich einige Jahre wirklich aus der Bahn geworfen und gleichzeitig gab es mir die Möglichkeit, mich selbst in einer Weise zu heilen und weiterzuentwickeln, wie es mir bis dahin nicht möglich war. Der größte Schatz lag darin, mich von allen Vorstellungen zu lösen, die ich von einem Leben als Vater, als Mensch oder als Mann hatte. Das befreite mich letztendlich in einer Tiefe und einem Umfang, den ich nie für möglich gehalten hatte. Durch den Schmerz hindurch.

Die zweite lebensverändernde Erkenntnis, die ich daraus gewonnen habe, ist, dass es sinnvoll sein kann, aus einer Situation die eigene Energie komplett herauszuziehen. Nicht mehr zur Verfügung zu stehen für alles, was die Situation von einem fordert. Zu erkennen, dass auch Ablehnung Energie ist, die man einer Situation oder Person zur Verfügung stellt. Ich war immer in meinem Leben eher rebellisch, aggressiv und, ja, eben alles hinterfragend und ein auf seinem Recht beharrender Mensch gewesen. Nichts konnte von mir unkommentiert oder unabgelehnt bleiben, wenn es mir nicht passte.

Und natürlich gibt einem das Leben gerade die Aufgabe, die einem am schwersten fällt. Die genau dafür da ist, dieses Thema zu lösen. Irgendwann konnte ich erkennen, dass ich keine Chance hatte: Meine Kinder begannen, sich von mir abzuwenden, weil ich sozusagen der Aggressor war. Der, der etwas wollte; etwas, das ihre Mutter nicht wollte. Der etwas verursacht hatte, was ihre Mutter „am Boden zerstörte". Der immer etwas wollte, was die „Friedhofsruhe"* in der Familie störte.

*Friedhofsruhe deshalb, weil im Familiengericht oft davon gesprochen wird, dass „die Kinder erst mal zur Ruhe kommen" müssten. Was leider der völlig falsche Weg ist, denn es ist für sie eine absolut herausfordernde Zeit von Unsicherheit. Sie haben Angst, dass ihnen die Eltern oder ein Elternteil verloren gehen könnte. Und genau das bestätigt sich durch die verordnete „Ruhe". Um sich selbst zu schützen, kooperieren sie mit der Situation und schlagen sich meist auf die Seite eines Elternteils, um dieses nicht auch noch zu verlieren. Und wenn erst einmal für eine gewisse Zeit die angeordnete Friedhofsruhe herrscht, dann ist es fast unmöglich, daran wieder jemals etwas zu ändern.

Und heute?
Heute lebe ich genau das Leben, dessen Vision ich damals schon hatte. Ich bereise mit meiner Familie die Welt, frei von fremdbestimmten Zeitrastern, und wir entscheiden jeden Tag, ob es so noch passt oder ob wir etwas verändern wollen.

Ich habe transformiert, geheilt und bin den Dingen auf den Grund gegangen. Habe ehrlich hingeschaut und Verantwortung übernommen. Ich bin weitergegangen, als es ausweglos erschien, und gleichzeitig habe ich für mich gesorgt und gelernt, meine Grenzen zu achten.

Wir haben uns das Leben geschaffen, das ich mir immer vorgestellt habe, von dem ich jedoch nicht mehr gewagt hatte, zu träumen. Das zeitweise unendlich weit weg schien.
Und doch bin ich einfach Schritt für Schritt gegangen. Allen Zweifeln zum Trotz. Obwohl es andere ungewöhnlich finden oder es ihnen Angst macht. Menschen, die Dir dann erklären wollen, warum es nicht gehen kann.
Meist sind das Menschen, die solch einen Weg selbst gar nicht gegangen sind, und es wäre völlig absurd, wenn wir darauf hören würden.
Geh einfach und der Weg wird sich zeigen! Und vertraue Dir und Deinem Weg!

Kontakt: marcus@erfolgreich-als-paar.de

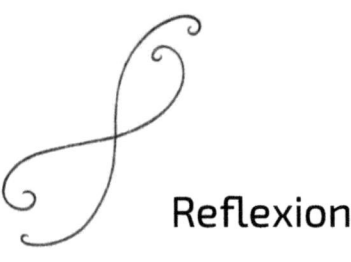

Reflexion

Was kochst Du gern zusammen mit Deinen Kindern?

Jörn Borke

Kinderloser Berater
– „Experten"-Vater

Bis zu meinem 30. Lebensjahr waren eigene Kinder kein Thema, mit dem ich mich näher beschäftigt habe. Warum das ungefähr ab dieser Zeit als konkreter Wunsch zu mir kam, kann ich nicht genau sagen. Möglicherweise, weil dies in westlichen städtischen Mittelschichts-Kontexten für Männer kein ganz so unübliches Alter dafür ist (vielleicht war ich aus dieser Perspektive sogar eher früh dran, mit Gedanken zu diesem Thema) oder weil mein Vater 30 Jahr alt war, als ich geboren wurde. Vielleicht lag es aber auch daran, dass ich zu der Zeit seit ungefähr 1,5 Jahren in der Babysprechstunde gearbeitet habe. Aus unterschiedlichen Gründen hat es dann aber noch bis zu meinem 49. Lebensjahr gedauert, bis ich dann tatsächlich Vater wurde.

Aber der Reihe nach.

Während meines Psychologiestudiums wurde an der Universität Osnabrück am entwicklungspsychologischen Fachbereich in Kooperation mit der klinischen Psychologie und entstanden aus einer studentischen Initiative eine Beratungseinrichtung für Eltern mit Säuglingen und Kleinkindern gegründet. Ich fand als Student die Entwicklungspsychologie spannend; zum einen, da dort international beachtete Forschung stattfand und ich dort einen Einblick erhalten wollte. Und zum anderen fand ich die Arbeit mit Kindern erfrischend und bereichernd und hatte den Eindruck, auch gut mit ihnen in Kontakt treten zu können. Ich hatte beispielsweise vor dem Studium meinen Zivildienst in einem Sprachheilkindergarten durchgeführt, was für mich ein sehr besonderes Jahr war. Allerdings war die Rolle als Zivi auch sehr privilegiert. Ich war einer Gruppe angeschlossen, aber konnte mich dort jederzeit auch rausnehmen (wenn es mir anstrengend erschien) und mich anderen Aufgaben wie z. B. dem Küchendienst oder der Reparatur des Fuhrparks widmen. Auch konnte ich mich überall einbringen, aber wenn es Konflikte im Team gab oder sonst wie ernst wurde, war ich dann doch nur der Zivi und nicht wirklich involviert und verantwortlich. Folglich hat mir die Arbeit mit Kindern und Familien sehr gut gefallen. Als ich also während meines Studiums meine Tätigkeit als studentische Hilfskraft im Fachbereich Entwicklungspsychologie begann, um die ich mich beworben hatte, war die *Babysprechstunde Osnabrück* gerade in ihrer Anfangsphase (Borke, Gernhardt & Abs, 2013). Und kurze Zeit später arbeitete ich mich dort ein, um dann auch Familien beraten zu können.

Eine der Besonderheiten der Babysprechstunde war, dass die Beratungen in Zweierteams durchgeführt wurden. Dies sollte unter anderem der Qualitätsunterstützung dienen, da die Berater*innen der Babysprechstunde im Wesentlichen Studierende der Psychologie waren, die zwar in mehreren Seminaren und Übungen auf diese Aufgabe vorbereitet und bei der Arbeit durch erfahrene Therapeut*innen und Berater*innen begleitet wurden, aber dennoch eben Berufsanfänger*innen mit noch wenig Erfahrung waren. Ich erinnere mich noch teilweise an mein erstes Gespräch, bei dem ich mitberaten habe. Ich war nervös und unsicher vor dem Start in meine Beratungstätigkeit. Ich erinnere nur noch wenige Details von diesem Gespräch, eine unangenehme Situation ist mir aber dennoch im Gedächtnis geblieben, wenn auch nicht mehr mit ganz genauer Kenntnis der Einzelheiten. Es gab jedenfalls einen Konflikt zwischen der Mutter und dem Vater. Im Verlauf der Auseinandersetzung stimmte ich einer Aussage des Vaters zu, ohne dabei die abweichende Position und Wahrnehmung der Mutter zu hören. Es war nicht meine Absicht, aber die

Mutter erlebte diesen Moment als Solidarisierung mit dem Vater und reagierte mit entsprechendem Unmut, den ich auch nicht wirklich gut auffangen konnte. Ob ich hier nun eher aus allgemeiner Unerfahrenheit gehandelt habe oder ob es doch auch eine Art Verbrüderung mit dem Mann war, weiß ich nicht einzuschätzen. Es war in jedem Fall unprofessionell und hat vermutlich neben anderem auch dazu geführt, dass kein wirklich erfolgreicher Beratungsprozess mit der Familie zustande kam. Dies kam in der Anfangsphase der Beratungseinrichtung öfters vor. Hierbei kam zusammen, dass das Konzept und der Ansatz der Beratungsstelle noch in der Entwicklung und Erprobung war und eben auch viele der Berater*innen noch nicht über viel Beratungserfahrung verfügten (wie ich ja eben auch).

Die Frage, die ich damals gefürchtet habe, war folgende: „Haben Sie denn selbst Kinder?" Diese wurde zumeist dann gestellt, wenn eine Beratung nicht wirklich glücklich lief, also nicht genug Überzeugung bei den Familien entstand, dass sie in diesem Rahmen zu einer Verbesserung ihrer belastenden Situation gelangen können. Da ich zu dieser Zeit ja kinderlos war, hat diese Frage an meiner Existenzberechtigung an diesem Ort gerüttelt, und ich habe mich gefragt, ob man diesen Job ohne Kinder machen kann/sollte. Je mehr Erfahrung ich in der Beratungsarbeit gesammelt habe, umso sicherer und besser wurde ich in dieser Tätigkeit. Und innerhalb recht kurzer Zeit kam diese gefürchtete Frage kaum mehr auf bzw. war auch nicht mehr furchteinflößend. Denn natürlich kann dieser Job gut durchgeführt werden, ohne eigene Kinder zu haben, und die eigentliche Frage, die vermutlich dahintersteckte, war eher: „Haben Sie überhaupt eine Ahnung davon, was Sie da machen und wie Sie uns helfen können?" Sie kam ja immer dann auf, wenn die Beratung als nicht hilfreich empfunden wurde und auch zu wenig Hoffnung bestand, dass sie sich noch dahin entwickeln könnte. Es war also letztendlich vor allem von Belang, ob die Familien Vertrauen in die Kompetenzen der beratenden Person hatten, und nicht, ob tatsächlich eigene Kinder vorhanden waren.

Ich habe dann, nunmehr als wissenschaftlicher Mitarbeiter der Entwicklungspsychologie, etwa zehn Jahre lang die Babysprechstunde geleitet und neue Mitarbeiter*innen ausgebildet und bei der Arbeit begleitet. Ich habe dabei viel gelernt und bin auch dankbar, dass ich so vielen Familien näherkommen konnte. Neben diesem praktischen Teil meiner Tätigkeit habe ich mich auch in der Forschung mit Familien und dabei auch mit Vätern beschäftigt. So habe ich gemeinsam mit Kolleg*innen die videographierten Interaktionen von Vätern mit Säuglingen zu unterschiedlichen Zeitpunkten (1977 und 2001) hinsichtlich Gemeinsamkeiten und Unterschieden verglichen (Eickhorst, Lamm, Borke & Keller, 2008). In einer anderen Studie setzten wir die Vater-Säuglingsinteraktionen, die wir videographiert und ausgewertet hatten, mit ihren subjektiven Theorien über den Umgang mit Kindern in Verbindung und verglichen diese mit dem Eintreten der Fähigkeit von Kindern, sich selbst im Spiegel zu erkennen (eine Fähigkeit, die alle Kinder im zweiten Lebensjahr erwerben, die aber früher oder später auftreten kann) (Borke, Lamm, Eickhorst & Keller, 2007). Auch schrieben wir zusammen ein Handbuchkapitel über Väter (Borke, Eickhorst & Lamm, 2011). Es gab also für mich auch eine Phase, in der ich mich auch theoretisch und empirisch mit Vätern auseinandergesetzt habe.

All dies war vielleicht Zufall oder lag an dem oben beschriebenen Interesse an der so aktiven Forschungsaktivität im Fachbereich Entwicklungspsychologie, die ich während meines Studiums kennengelernt habe. Vielleicht lag es aber auch mit daran, dass ich nach der Trennung meiner Eltern mit etwa sechs Jahren bei meiner Mutter aufgewachsen bin und meinen Vater danach lediglich jedes zweite Wochenende gesehen habe. Vielleicht gab es da einen Mangel oder eine Sehnsucht oder ein besonderes Interesse, das dadurch geweckt war. Zu alldem kam dann noch eine weitere Tätigkeit hinzu. So war es von April 2010 bis Januar 2011 meine Aufgabe, ein bestehendes Kursangebot für werdende Eltern, welches als Ergänzung zu klassischen Geburtsvorbereitungskursen gedacht war, dahingehend zu überarbeiten, dass es noch ansprechender vor allem auch für (werdende) Väter werden sollte. Diese nahmen nämlich bis dahin das Angebot nicht so zahlreich wahr wie die (werdenden) Mütter. Ich hatte die Idee, das Kursangebot so umzugestalten, dass es neben den Paarabenden auch Abende geben sollte, an denen getrennte Angebote für die Frauen und Männer angeboten werden sollten (Borke & Moormann, 2016). Das gesamte Kursangebot bestand aus zehn Einheiten, die vor und nach der Geburt des Kindes abgehalten wurden. Sieben Abende wurden also für Paare gemeinsam angeboten und an drei Abenden gab es die erwähnte Trennung. Für diese Vätereinheiten wurden dann auch männliche Kursleiter ausgebildet. Dieser Teil des Kursangebotes lief unter dem Namen *Väter an den Start* (der gesamte Kurs heißt *Fit für den Start*). Diese Vätermodule boten die Chance, dass sich die Männer in einer gleichgesinnten Runde austauschen konnten und dabei möglicherweise auch Themen, Sorgen oder Fragen angesprochen und diskutiert werden konnten, die sie so vielleicht (noch) nicht gegenüber ihren Partnerinnen thematisieren möchten. Diese Ergänzung um die Vätereinheiten wurde von den Männern positiv aufgenommen und auch der Kurs hat sich etabliert und bis heute, zwar mit Anpassungen, gehalten.

Dies waren also meine beruflichen, theoretischen, wissenschaftlichen und praktischen Begegnungen mit dem Thema Vaterschaft. Allesamt, ohne selbst Vater zu sein. Und, wie oben dargestellt, habe ich dies, nach Überwindung einer anfänglichen Unsicherheit und Unprofessionalität, nicht als problematisch oder einschränkend erlebt. Wobei ich mir nicht so gut hätte vorstellen können, selbst die Vätermodule für die *Fit für den Start*-Angebote durchzuführen. Für dieses spezielle Angebot, der Begleitung einer Gruppe von Männern um die Geburt ihres ersten Kindes, erschien es mir schon auch sinnvoll, wenn dies jemand mit eigener Erfahrung bezüglich dieser speziellen Situation durchführt. Und entsprechend haben wir dann auch solche Kurs(mit)leiter gesucht und für die Vätereinheiten weitergebildet.

Meine weitere berufliche Entwicklung bewegte sich dann weg von Osnabrück hin an die Hochschule Magdeburg-Stendal und dort auf eine Professur für Entwicklungspsychologie der Kindheit. Etwa zur gleichen Zeit lernte ich meine jetzige Frau kennen und wir waren uns schnell einig, dass wir uns beide vorstellen könnten, Kinder miteinander zu bekommen. Im Jahr 2020 war es dann auch so weit und wir wurden Eltern eines Sohnes. Und ich war nun Vater. Es häufte sich nun die Frage (aus privaten wie auch beruflichen Kontexten), wie es ist, als Person, die vermeintlich viel Expertise über das Vater- und Elternsein hat, nun selbst ein Kind zu bekommen. Es kam also quasi zu einer Umkehr: Wo früher die Kompetenz durch das Nichtvorhandensein eigener Kinder in Frage gestellt wurde, kam es nun zu einer anscheinend als besonders wahrgenommenen Situation, wenn man als Mensch, der sich beruflich viel mit Eltern und Kindern und deren Interaktionen beschäftigt hat, nun selber Vater wird und somit eben auch zu einem speziellen Vater.

Bei dieser Frage geht es meiner Ansicht nach, je nach Standpunkt der Fragenden, entweder eher darum, dass durch das spezifische Wissen eine besondere Qualität der Elternschaft entsteht oder auch eher umgekehrt, dass nun endlich die Praxis folgt und damit auch eine Konfrontation mit der Realität, die dann möglicherweise lehrt, dass das ganze Elfenbeinturmwissen nicht wirklich weiterhilft. Beides trifft vielleicht in Teilen zu bzw. eben auch nicht zu oder gleicht sich unter dem Strich möglicherweise auch aus. So habe ich auf der einen Seite schon bezogen auf gewisse Bereiche über Wissen verfügt, über das Personen, die aus komplett anderen Berufsbereichen kommen, nicht in dem Maße verfügen, aber auf der anderen Seite gibt es eben auch viel, was nicht unter dieses berufliche Wissen fiel (z. B. welche Temperatur das Badewasser für Säuglinge haben sollte u. v. m.). Zudem gab es sicher auch Situationen, bei denen das Vorwissen eher auch zu einer Verkopfung statt zu einem intuitiven Umgang geführt hat, über den ja alle Eltern verfügen, wie wir von den Papoušeks gelernt haben (z. B. Papoušek & Papoušek, 1981). Ich bin also weder ein besserer noch ein schlechterer Vater (was auch immer das genau heißen könnte), sondern ich bin halt ein Vater. Auch erlebe ich die Rollen sehr unterschiedlich (zwar zu einem gewissen Grad überschneidend, aber eben größtenteils als getrennt).

Ich bin in sehr anderen Modi unterwegs, je nachdem, ob ich nun als Professor für Entwicklungspsychologie vor Studierenden stehe oder ob ich als Papa mein Kind bei der Eingewöhnung in der Krippe begleite. Auch hat sich mein Beruf durch das Vaterwerden, meiner Ansicht nach, nicht substanziell verändert. Da, wo ich es am ehesten merke, ist, dass ich nun ab und zu Anekdoten aus meinen Erfahrungen als Vater einstreue. Das konnte ich vorher nicht, das erlebe ich als Gewinn, aber ob das auch für die Studierenden so ist, kann ich nur bedingt beurteilen. Ich bin sehr glücklich, dass ich Vater geworden bin, und ich bin auch dankbar und zufrieden für meine berufliche Tätigkeit, aber die Überschneidungen zwischen beiden bzw. die Notwendigkeit oder der Vorteil des einen (Vater zu sein) für das andere (Beratung von Familien) – und umgekehrt – ist, aus meiner Erfahrung, nicht so ausgeprägt, wie sich manche vielleicht vorstellen.

Kontakt: joern.borke@h2.de

Borke, J., Eickhorst, A. & Lamm, B. (2011). Väter – eine entwicklungspsychologische Bestandsaufnahme. In H. Keller (Hrsg.), *Handbuch der Kleinkindforschung (4. Aufl.)* (S. 250–268). Bern: Huber.

Borke, J., Gernhardt, A. & Abs, K. (2013). *Babysprechstunde.* Freiburg i. Br.: Herder.

Borke, J., Lamm, B., Eickhorst, A. & Keller, H. (2007). Father-Infant Interaction, Paternal Ideas About Early Child Care, and Their Consequences for the Development of Children's Self-Recognition. *Journal of Genetic Psychology*, 168(4), 365–379.

Borke, J. & Moormann, C. (2016). Unterstützung von Vätern rund um die Geburt am Beispiel der Kursmodule *Väter an den Start*. In A. Eickhorst & A. Röhrbein (Hrsg.), *„Wir freuen uns, dass Sie da sind!" – Beratung und Therapie mit Vätern* (S. 114–126). Heidelberg: Carl-Auer.

Eickhorst, A., Lamm, B., Borke, J. & Keller, H. (2008). Fatherhood in different decades: Interactions between German fathers and their infants in 1977 and 2001. *European Journal of Developmental Psychology*, 5(1), 92–107.

Papoušek, M. & Papoušek, H. (1981). Intuitives elterliches Verhalten im Zwiegespräch mit dem Neugeborenen. *Sozialpädiatrie in Praxis und Klinik*, 3(5), 229–238.

Manfred Moser

Deine Heldenreise

Als alleinerziehender Papa eines elf Jahre alten Sohnes durfte ich bereits einige Erfahrungen im Vatersein machen. Jeder von uns hat vielleicht schon einmal gehört „Vater werden ist nicht schwer, Vater sein dagegen sehr". Doch entspricht diese Redewendung der Wahrheit?

Die Entscheidung, Vater zu werden, sollte in erster Linie schon lange vor der Entstehung dieses neuen Lebens getroffen werden, da es ausschlaggebend ist, wer wir danach für diesen Menschen sind. Wie viel hast Du Dich damit beschäftigt, was es heißt, Vater zu sein, Verantwortung für ein Leben zu übernehmen?

Meiner Erfahrung nach ist ein großes Dilemma der heutigen Zeit, dass wir vergessen haben, wer wir wirklich sind. Wer bin ich als Mann, was sind meine Werte, warum bin ich hier auf dieser Welt?

Ich führe sehr viele Gespräche mit Männern, Frauen und auch Kindern und beobachte seit Längerem die Unsicherheit in jedem Einzelnen. Es wird uns von außen ein Bild vorgegeben, wie wir zu sein haben. Eine Verdrehung in etwas Künstliches und weg von dem Natürlichen. Deshalb ist das Wort Fortschritt auch sehr treffend in diesem Bezug, denn wir waren noch nie von der Natürlichkeit so weit fortgeschritten wie heutzutage.

Doch was meine ich genau damit? Ich schätze einmal, dass manche von den Eltern sich mit Büchern vorbereitet haben, wie gehe ich mit meinen Kindern um, wie schaut die Erziehung aus usw. ...

Ich glaube, dass wir uns all das sparen könnten, wenn wir wieder beginnen würden nicht auf andere, sondern auf uns selbst zu hören und dem Bauchgefühl Vertrauen schenken.

Vater zu sein, ist eine Reise, voller Glück, neuer Erfahrungen, Fehler und auch schmerzhafter Situationen. Doch wenn wir als Väter – und das Gleiche gilt natürlich auch für die Mamas – wieder beschließen, als Vorbild zu wirken und nicht als der Erwachsene, der meint, alle Wahrheiten zu kennen und den Kindern die Welt erklären zu müssen, würden wir genau das bekommen, was wir uns doch alle wünschen: ein Kind, das zu einem Erwachsenen werden darf, der in bedingungsloser Liebe, Freiheit, voller Selbstvertrauen, Mut und eigenständig denkend durch dieses Leben geht.

Mein Sohn Niklas fragte mich vor ein paar Jahren, als wir gemeinsam im Garten standen, wie es denn möglich würde, dass in der Welt mehr Wertschätzung ist. Ich fragte zurück: „Wie glaubst Du denn, dass es gehen würde? Würde es helfen, wenn Du zu Menschen hingehen würdest, um ihnen zu sagen, dass sie wertschätzender sein sollen?" Manche würden vielleicht lächeln, andere wiederum Dich anschauen wie ein Hund, der in den Ventilator guckt, und weitergehen, wenige Dich vielleicht sogar verbal angreifen und beleidigen.

„Wenn Du mehr Wertschätzung in der Welt haben möchtest, dann sei derjenige, der dies lebt; wenn Du mehr Freude in die Welt bringen willst, sei derjenige, der das Leben mit Humor und nicht immer so ernst nimmt; wenn Du Mut in der Welt suchst, sei derjenige, der als Erster aufsteht und anderen diesen Mut zeigt."

Genau darum sollte es schlussendlich gehen. Wenn wir aufhören, unsere Kinder zu erziehen, sondern diese kleinen wissbegierigen, perfekten

Wesen versuchen zu unterstützen und zu begleiten, finden wir heraus, dass wir Erwachsenen oftmals mehr von unseren Kindern über das Leben lernen können als diese von uns. Ganz ehrlich, wir Erwachsenen schaffen es mit der sogenannten Erziehung, unsere Kinder in erster Linie brav und fügsam für die Systeme unserer Gesellschaft zu machen. Was wir dadurch jedoch stark einschränken, ist der eigene intrinsische Antrieb dieses Menschen, Neues auszuprobieren, sich etwas zu trauen und dadurch den eigenen Weg zu finden.

Ich wünschte, dass es bei mir so gewesen wäre, wie ich es hier beschreibe, jedoch begann ich mich erst wirklich mit dem Mannsein auseinanderzusetzen, als, wie könnte es anders sein, eine massive Lebensveränderung auftrat. Von einem Tag auf den anderen verabschiedete sich die Mutter von Niklas von uns beiden und erklärte, sie hätte sich neu verliebt und könne dadurch nicht anders, als die Familie zu verlassen.

Eine Situation, auf die sich niemand vorbereiten kann und die in diesem Augenblick mein ganzes bisheriges Leben auf den Kopf stellte. Es begann eine Zeit der Selbstzweifel und der Ängste vor der Ungewissheit, wie ich meinen Sohn und auch mich durch dieses finstere Tal durchbringen konnte.

Einige Monate danach erlebte ich einen magischen Moment, der mich dorthin brachte, wo ich jetzt stehe. Es war Mitte Oktober um 7 Uhr am Abend und ich lag wie so oft bei meinem damals acht Jahre alten Sohn im Kinderbett. Stirn an Stirn gepresst und zusammengekuschelt lagen wir da. Ich wusste, dass Niklas morgen für einen Tag bei seiner Mutter sein würde, und fürchtete etwas das Alleinsein, als er, wie wenn er meine Gedanken gelesen hätte, seinen Kopf etwas zurücknahm und zu mir sagte: „Papa, ich glaube, dass es Dir gerade nicht gut geht und Du traurig bist, da ich morgen nicht bei Dir sein kann, aber weißt du was, egal was im Leben passiert, wir zwei schaffen gemeinsam alles." Diese Worte berührten mich, sodass mir augenblicklich die Tränen kamen, und es erfüllte mich mit Stolz, einen Menschen aufwachsen zu sehen, der mit nur wenigen Jahren auf dieser Welt solche Worte in dieser Stunde fand.

Es bestärkte mich, weiterzumachen, und zeigte mir einmal mehr, dass mein bisheriges Begleiten als Vater einen starken Menschen hervorgebracht hatte, der sicherlich auch des Öfteren Angst hatte und nicht weiterwusste und dennoch in Momenten wie diesen eine Kraft entfesselte, die beeindruckend war. Was ich seit seinem ersten Lebensjahr bis heute mit ihm jeden Abend mache, ist ein Ritual, und er erzählte mir des Öfteren schon, dass er bei Hindernissen oder Ängsten dieses Ritual leise oder in Gedanken aufsagen würde, um danach gestärkt diese Angst in Mut zu verwandeln.

Doch was ist jetzt genau nötig, um später in seinem vollen Potenzial als Mann im Leben zu stehen: vom Baby zum Kind, vom Kind zum Jungmann und danach zum wahren Mann heranzuwachsen?

Bevor wir uns in unserer natürlichen Männlichkeit finden können, bedarf es, das einstige Kind sterben zu lassen, um wie Phönix aus der Asche emporzusteigen. Das ist der Unterschied zwischen einem Kind im erwachsenen Körper und einem wahren Mann. Der Erste ist eine leere Hülle voller Ängste, Selbstzweifel und Verwirrung. Der wahre Mann hingegen zeichnet sich aus durch Selbstvertrauen, Selbstliebe, Klarheit im Leben und ist dabei bereit, seine Werte zu vertreten, ohne sich verbiegen zu lassen. Wenn wir momentan auf diese Welt blicken, denken wir da nicht auch, dass wir gerade mehr vom ersten haben als vom zweiten?

Wir Männer wurden in den letzten 200 Jahren zu etwas gemacht, was weiter von der Natürlichkeit nicht entfernt sein kann. Die sukzessive

Kastration des Mannes, der für nichts Wichtiges mehr steht und dadurch auch nicht mehr in der Lage ist, jemanden zu beschützen. Was wir als männlich denken zu kennen, wie z. B. unsere Väter oder Großväter, wurde zuvor bereits verdreht. Durch die industrielle Revolution wurde der Mann oftmals für Wochen von der Familie getrennt, als nächster Schritt war es wichtig, diese Männer durch Kriege emotional zu verkrüppeln. Das Ergebnis war ein abgestumpftes und kaltes Verhalten gegenüber seiner Frau und den Kindern. Einem stimme ich zu: Weder das heutige noch das vergangene Erscheinungsbild des Mannes, das uns erzählt wird, ist wahre Männlichkeit. Darum habe ich es mir zur Lebensaufgabe gemacht, zu versuchen, dieses Gleichgewicht wieder herzustellen und Männern zu helfen, dort hinzukommen.

Der Mann zu werden, zu dem wir bestimmt sind, für sich und seine Familie einzustehen, ist meines Erachtens wohl eine der wichtigsten Aufgaben dieser Zeit. Ich möchte jeden Mann bestärken, das Vertrauen und den Mut zu haben, seinen eigenen Weg zu finden, egal, wie lange es zu dauern scheint.

Kontakt: manfredM85@gmx.net

Timm Kroeger

Ein Brief für Dich, öffentlich

Prolog: Wer bin ich, der wem hier schreibt? Ich bin Timm und schreibe diesen Text im Dezember 2023 als ein Mensch, der sich für Menschenrechte einsetzt. Vor allem für ein Leben frei von Geschlechterrollenbildern, frei von Gewalt. Vor allem gegen geschlechtsbasierte Gewalt, vor allem gegen Gewalt gegen Frauen. Ein Mensch, der sich beruflich, ehrenamtlich und auch sonst dafür einsetzt, dass wir Unterschiede wertschätzen lernen, uns Voreingenommenheit bewusst machen und Gemeinsamkeiten mit anderen entdecken. Vor allem aber bin ich Dein Papo. Du bist inzwischen drei Jahre alt, oder genauer gesagt dreieinhalb – das ist Dir wichtig. Eine Zeit, die in den ersten ca. sieben Monaten so gar nicht voranschritt und dann verflog. Als erst das Krabbeln und dann das Gehen erlernt wurde, lernte auch die Zeit zu rennen. Zeit ist relativ. Dies ist mein Brief an Dich und alle.

Das schreibende Ich bin ich heute. Doch ich erlaube mir und entsprechend auch Dir, morgen schon anders zu sein. Stets offen für Argumente. Sich vom Leben, den Menschen und Situationen überraschen zu lassen. Normen nicht normal sein lassen. Offen. Frei. Auch im Anerkennen von Fehlern.

In den kursiven Teilen im Text nehme ich Bezug auf verschiedene Definitionen von Männlichkeit. Daher sind diese hervorgehoben. Es sind also nicht meine Ideen, sondern die von anderen Personen.

Da bist Du nun.
Dein eigenes Leben.

Ich werde Dich begleiten,
Solange Du mich lässt.
Viele wollen Dich beeinflussen – manche aus Liebe zu Dir oder zu sich
selbst; andere aus anderen Gründen.
Ich hoffe, Du schaffst Deinen eigenen Weg.
Aus Liebe geboren.
Mit Liebe gewachsen.
Voll Liebe ...
... dann ...
irgendwann
erwachsen.

Da bist Du nun. Drei Jahre ist es jetzt her. Mitten in der Zeit, als Papo noch eine Maske tragen musste, um Dich auf der Welt zu begrüßen. Ich habe Mama während der Geburt viel Kraft und Ruhe gegeben, soweit ich das konnte. Mit ihr geatmet, mit ihr gearbeitet, mit Dir gearbeitet. Meine Ruhe für Euch.

Geburten hatte ich in meinem Studentenjob gesehen, bestimmt 40. Alle auf Video. Oft in voller Länge. Das war meine Arbeit damals. So wusste ich zumindest etwas, was auf uns drei zukam. Vor allem auf Mama. Durch den Vorbereitungskurs wusste ich auch, wie viel Arbeit Du bei der Geburt haben würdest. Schön ist etwas anderes. Viel Schmerz, Anstrengung, Blut, Flüssigkeiten und Müll. Vielen Dank an alle, die uns so gut dabei unterstützt haben: Hebammen, Ärzte/Ärztinnen und das Reinigungspersonal.

Die Geburt ging die ganze Nacht. Vorher schon Tage und Wochen, in denen Du mit Mama immer wieder im Krankenhaus warst. Ich durfte nicht rein. Und dann, erst ganz am Ende nach den vielen Stunden, in denen vor allem Mama und Du ganz viel arbeiten musstet und Schmerzen hattet. Ganz am Ende ging es auf einmal schnell und Du warst da. Mich hast Du direkt angeschaut. Hilfesuchend. Alles neu. Meine Ruhe in meinem Blick für Dich. Und die Verbindung war da. So innig, so intensiv. Auf der Intensivstation durfte ich Dir Fläschchen geben, an die Brust konntest Du noch nicht. Dabei sahen wir uns wieder an. Wobei Du mich wahrscheinlich noch nicht sehen konntest – aber erahnen. Und baden, so ein klein wenig mit Wasser waschen durfte ich Dich auch. Ganz vorsichtig. Ich hatte Angst, Dich zu verletzen. Mit dem Schlauch und den Pflastern auf Deinem kleinen Körper. Als die Hebamme dann zu uns nach Hause kam und nachdem Mama ganz viel bei ihr weinen konnte, nachdem sie auch bei mir geweint hatte. Aber manchmal ist es auch gut, bei einer anderen Person zu weinen. Dann erklärte die Hebamme uns, wie wir Dich tragen, wickeln, ankleiden, ernähren und vieles mehr tun können. Dann fühlte ich mich sicher. Es dauerte ein wenig bis zu dieser Sicherheit. Der gemeinsame Weg dahin war unserer.

Die Stunden der Geburt selbst habe ich retrospektiv sehr ruhig erlebt. Ich war sicherlich sehr aufgeregt, aber das ist aus der Erinnerung verschwunden. Die Ruhe, die ich versucht habe, auf Mama und Dich zu übertragen, in dieser ganzen Zeit. Ich hatte mich abends vor dem Krankenhaus von Mama verabschiedet – der Zugang war mir wie anderen verwehrt. Eine globale Pandemie war im Gange – und ich war bereits im Bett, als die Nachricht kam, die Wehen seien so weit, ich dürfte rein. Bereit war ich. Sofort angezogen und mit dem Auto schnell vor Ort. Dann war ich da. Ich redete viel mit Mama. Beobachtete die Ärzte/Ärztinnen, die immer wieder Blut an Deinem Kopf in Mamas Bauch entnahmen, um die Sauerstoffsättigung zu überprüfen. Alles wird gut gehen. Dann kam das Angebot der Periduralanästhesie. Wir hatten uns schon informiert, und so wurde Entsprechendes vorgenommen. Mama und ich schauen uns viel in die Augen. Bei Deiner Geburt noch mehr. Intensiv und Kraft und Ruhe gebend. Immer wieder wurde auch sauber gemacht. Eine Mülltüte voller Papier vom Aufwischen, Masken und sonstigem Abfall folgte auf die nächste. Morgens dann der Schichtwechsel. Die nächste Hebamme kannten wir. Sie holte Dich jetzt. Und so war es. Wir konnten Dich nicht gleich in den Arm nehmen, Du musstest untersucht werden. So konnte Mama etwas ruhen und ich auch. Später konnten wir beide bei Dir sein: In diesen Zeiten durfte ich nur in das Krankenhaus, da Du auf der Intensivstation[8] warst.

Es ist nie zu spät, Papo zu sein, die Rolle anzunehmen und auszufüllen. Ich freue mich, dass ich es vom ersten Moment Deiner Existenz an sein durfte. Und ich freue mich auch, wenn Du mich manchmal Mama nennst. Was mich nicht freut ist, wenn Du Papo keinen Kuss geben magst, weil jemand in der Kita gesagt hat, dass Jungs keine Jungs küssen und Papo ist ja ein Junge. Dann reden wir darüber. Dann erzähle ich eine Geschichte für Dich. Jedes Mal erfinde ich eine neue. Von Franz und Hans zum Beispiel. Den besten Freunden, die sich streiten und sich dann, mit einer Umarmung und einem Kuss, wieder vertragen. An anderen Orten dieser Welt (das klingt weiter weg, als es ist) küssen sich Menschen einfach, ganz gleich wen. Nähe aber nur, wenn Nähe von allen gewünscht oder erlaubt ist. Ja heißt ja.

Du kamst und meine Endlichkeit begann. Vor Dir war mein Ende kein Gedanke. Erst lebte ich vor allem für die Arbeit.
Ganz klassisch Mann wollte ich noch etwas die Welt retten – *Jungs und Männer sind Helden und Retter*. Und außerdem bedeutete das ganze Leben, zu arbeiten – ganz *klassisch der Versorger*, auch wenn ich nur mich versorgte.

Dann ergab sich fast zeitgleich mit Dir eine Teilzeitstelle, die ich der Inhalte wegen wählte, nicht deinetwegen. Ehrlichkeit ist mir wichtig, auch

---

[8] Es war, wie auch später, nichts Schlimmes. Alles ist gut. Aber die Sorge, die Sorge war groß. Und sie wird es auch immer sein.

für Dich. Ich wollte schon früher, bevor es Dich gab, diese Zeit für Dich, aber ich hatte mir keine Gedanken gemacht, wie Vollzeitarbeit und Papo-sein in einen Tag passen sollten. Dann fügte sich alles, und nun kann und will ich mir nicht vorstellen, in Vollzeit zu arbeiten. So kann ich besser für Dich und auch für Mama da sein. Emotional. Familiär. Sorgen im Sinne von „für". *Ein Mann ist all das, was eine Frau nicht ist. Also erwerbstätig – voll – und nicht fürsorglich.* (Keine Sorge, liebe Arbeitgeber:innen, mein Einsatz ist auch für die Arbeit voll.) Du gibst mir Kraft für so vieles. Und meine unendlich große Liebe für Mama ist noch unendlich größer gewor-den, damit ich auch Dich unendlich lieben kann. Liebe wächst, wenn wir sie schenken.

Nun wünsche ich mir, wenigstens 25 Geburtstage von Dir zu erleben. So lange will ich es noch gesund schaffen. Auch wenn ich das Alter so langsam körperlich merke. *Ein echter Mann muss physisch stark sein.* Mir reicht es, wenn ich Dich tragen kann. Eine Sehnenscheidenentzündung hatte ich, als Du wenige Monate alt warst. Ich überdehnte stets, um Dich gut in meinem Arm wiegen zu können. Der Orthopäde sagte, das sei ty-pisch für Mütter. Dann sah er mich an und lachte. Ergänzte dann, dass es natürlich auch bei Vätern vorkommen kann. Mir war Letzteres gleich. Ich trage Dich, solange ich kann und wohin Du willst.

„Warum?" Das fragst Du immer und ich liebe es, dass Du es tust. Und ich antworte, so gut ich kann. Auch dann, wenn ich etwas nicht weiß. Dann finden wir es zusammen heraus und überlegen und reflektieren gemein-sam.

Warum also fünfundzwanzig Geburtstage? Dann sollte Dein „Du" fest sein. Die Synapsen so weit verbunden und, so weit ich Einfluss neh-men kann, dabei unterbunden, dass sich tradierte Rollenbilder dort verfangen und verfestigt haben. Ich gebe mein Bestes, dass dem nicht so sein wird. Auch wenn es sich bestimmt stets weiterentwickeln wird und auch ändern kann. Und solange Du möchtest, begleite ich Dich auf diesem Deinem Weg. Danach stets in Deiner Erinnerung. Solange Du es wünschst.

Aber unsere gemeinsame Zeit geht noch weiter zurück. Gewünscht. Gewünscht habe ich Dich schon lange, so weit zurück, wie ich denken kann.

Der Kinderwunsch oder überhaupt sich gedanklich mit eigenem Nachwuchs zu beschäftigen, ebenso wie mit einer Hochzeit, ist, traditionell, nicht die Sache des Mannes. „Traditionell" ist zudem rein binäres Denken. Da gibt es nur Mann und Frau. Zwei gegensätzliche Pole. Ein Mann ist auf keinen Fall eine Frau. Und nicht nur das, er lehnt auch alles ab, was irgendwie auch nur weiblich sein könnte. So ist es in den Gesellschaften. So steht es in Definitionen von Wissenschaftler:innen auf der Welt. So war es in meiner Jugend. So ein Quatsch. Nicht alle Menschen wünschen sich Kinder. Manche manchmal. Und andere nie. Und das ist gut so. Wir sollten niemanden, auch nicht subtil, zu Kindern drängen.

So wie ich mir Mama gewünscht hatte und 36 Jahre brauchte, um sie zu finden. Die Zeit brauchte ich, allerdings vor allem, um mich a) als Mensch zu festigen und b) meine Männlichkeit zu hinterfragen und c) all die Rollen und Erwartungen – auch an mich selbst – herauszufiltern, die da im Paket dabei waren.
Du kamst genau dann, im richtigen Moment. Ein Wunschkind. Als Du in Mama warst, hattest Du Dich gedreht. Mama machte Übungen und ich erzählte Dir Geschichten. Ich spielte Musik und leuchtete den rechten Weg aus Mamas Bauch. Und Du hast Dich tatsächlich wieder in die richtige Richtung gedreht. Das haben wir jeden Tag und immer wieder gemacht, bei schönem Frühlingswetter.

Und als Du dann da warst, auf der Welt im hellen Licht an einem Sommermorgen, war alles neu für Dich und auch für mich. Und für Mama. Du sahst mich ängstlich und unsicher an und meine stille Antwort war Geborgenheit. Ich halte Dich, wenn Du es willst. Ich bin bei Dir, wenn Du traurig bist. Tröste Dich. Mache mir Sorgen und versorge Dich. Mal mache ich Essen für Dich. Mal machen wir's zusammen. Und wenn Du auch mal nur weinen willst, weil alles einfach zu viel ist, dann halte ich Dich einfach im Arm. Ich bin auch Deine Trommel, wenn Du mal auf mir trommeln musst. Wird es zu fest, dann sprechen wir darüber. Grenzen erkunden und erkennen wir in Ruhe. Nicht im Moment der höchsten Wut. Geduld – geduldig war ich schon immer, soweit ich mich erinnern kann zumindest. Meine Geduld ist nun für Dich.

Männer sollen stark sein. Einfach mal weinen. Das ist stark. Das ist gesund.

Ich hatte und habe auch noch in mir, das, was von einem Mann erwartet wird. Was mir schwerfällt, ist das Weinen. Geweint habe ich, als Du an Deinem dritten Tag im Leben nach Hause kamst. Es war so überwältigend. Wir wussten nicht, was wir machen sollten. Du wusstest es auch nicht. Du hast geweint und geweint. Stundenlang. Alles war neu. Und Mama weinte und ich war da für sie, so gut ich konnte. Und irgendwann sagte Mama zu mir, „Du darfst auch weinen", und sie nahm mich in den Arm und ich weinte. Weil alles so neu war. Jeden Wunsch wollte ich Mama immer von den Augen ablesen – sie mit meiner ganzen Liebe verwöhnen. Jeden Moment. Und nun musste ich die Liebe teilen. Aber nach dem Weinen wusste ich: Meine Liebe wächst und wächst und ist so groß und wird noch größer. Für Euch beide.

Dann habe ich noch mal geweint. Ganz viel und immer wieder. Als Du im Krankenhaus warst. Vor wenigen Wochen. Wir wussten nicht – ist es schlimm? Das war es nicht, zum Glück, und die Ärztinnen und Pflegerinnen und Putzfrauen (kein einziger Mann) waren alle sehr nett und kompetent. Aber in den Nächten, als Mama bei Dir blieb, da weinte ich zu Hause allein. Vor Sorge um Dich. Dann fuhr ich morgens, so früh ich durfte, los und schaffte es meist noch vor Deinem Aufwachen, neben Dir zu sein. Und da Du mit meinen Geschichten und Liedern in Mamas Arm einschliefst, dachtest Du, ich sei nie weg gewesen. Das bin ich auch nie. Nicht mit dem Herzen. Nicht in Gedanken. Ich liebe jede Zeit mit Dir, die wir gemeinsam verbringen. Die, in der Du alleine Dinge tust und ich etwas anderes. Oder in der Du mit anderen Kindern spielst und ich nur da bin.

Ich bin Dein Papo. Das freut mich. Als Du das erste Mal den Begriff „Vater" hörtest, wusstest Du damit nichts anzufangen. Das war nicht ich. Für Dich. Sprache ist wichtig, für Gemeinsamkeit und gegen Ausgrenzung. Vater klingt alt. Patriarchalisch. Wir aber sind Alpakas gegen Mackers. Hoffentlich stets und immer.

Für mich ist die Zeit mit Dir ein Geschenk. Das schätze ich und wechsle Windeln, mache den Popo nach dem Koten sauber. Wir unterhalten uns dabei. Du drückst meine Daumen immer noch. Wie lange noch? Solange Du es möchtest. Ich nehme Dich in den Arm, wenn Du es brauchst, ob traurig oder glücklich oder einfach mal nur so. Ich denke mir immer neue Geschichten für Dich aus und neue Lieder mit allen erdenklichen Melodien. Wer weiß, wie lange Du mich noch in Deiner Nähe willst. So lange bin ich da. Und auch, wenn Du mich nicht siehst, bin ich doch da für Dich. So wie im Schwimmbad, wenn Du tauchst und Deine erste kurze Strecke ohne Schwimmnudel schwimmst. Du weißt, ich bin da, und wenn es nicht mehr geht, dann halte ich Dich.

Ich fühle mich unwohl, als Mann „gelesen" zu werden. Und doch performe ich als solcher, wenn (insbesondere) die Arbeit es erfordert: um Männer zu befreien. Um Menschen zu befreien. Sicher bin ich es noch. Irgendwo in mir: ein Mann. Hoffentlich jedoch weniger, als ich denke. Hoffentlich wirst Du es weniger sein, als so viele immer noch. Mehr Pippi (Langstrumpf) als Paw (Patrol). So will ich Dein Papo sein. Libramaskulin. Frei. So frei von Männlichkeit und Rollenbildern, wie es nur geht. Doch wir sind damit ziemlich einsam. Und doch kann darin viel gemeinsam sein. Denn Menschen sind wir alle. Verstehen wir, warum sie, die anderen, so denken und handeln, so können wir mit ihnen sein, auch wenn wir unseren Weg gehen.

So wie ich in meinem Tun mit anderen stets den Spagat versuche – zwischen Utopie, einer Welt ohne Rollen(-druck), und einer immer noch so stark dominierten binären Welt –, so hoffe ich, mit Dir zu turnen. Ob mit oder ohne Kleider, Röcke und Tutus. Mit Kuscheltieren, die nicht alle niedlich sind. Auch mit Büchern, Liedern und Geschichten, die eine andere, so schöne Welt der freien Möglichkeiten zeigen. Und während ich so geistig turne, machst Du einen anderen Spagat vor mir: den physischen.

Glücklich bin ich erst, seit ich mich getrennt habe von der Männlichkeit oder dem ewigen Versuch, sie zu „ER-halten". Zu oft war ich jemand, der ich nicht bin, nicht sein wollte und nicht sein will – im damaligen Jetzt. Zu oft habe ich gesellschaftlichen Normvorstellungen entsprochen – den unausgesprochenen, nicht niedergeschriebenen und doch vorhandenen. Gut passte ich hinein. Zu oft Mann. Zu oft als solcher anerkannt.

Meine Jugend war meist schön. Bis auf das viele Herzensleid der Liebe, die ich suchte. Und die ich doch nicht erlangen konnte – *„Der schreckliche Preis dafür, Macht über uns (Frauen) zu haben, ist der Verlust der Fähigkeit, Liebe zu schenken und zu empfangen"* (Bell Hooks). Und doch war sie schön, weil ich meist zur privilegierten Gruppe gehörte. Als Mann. An einer guten Schule. In einer Region, in der Wohlstand herrschte. In der es uns an Geld nicht fehlte. Mutter konnte gut wirtschaften. Vater verdiente Geld und versorgte uns. Da war er wenig und später gar nicht mehr. Aber dies ist mein Text, nicht seiner. Ich frage mich, wäre ich kein Mann gewesen, wie wäre mein Leben dann verlaufen? Ich hätte anders geliebt. Anders gelebt. Es hat seine Zeit gedauert. Erst mich lieben zu lernen, indem ich mich von unausgesprochenen Zwängen und Erwartungen befreite. Dann traf ich Deine Mutter. Und wir einander. Du kamst zur rechten Zeit. Ich war so weit. Ich war bereit. Und doch war alles überwältigend. Und doch ist alles stets so neu. Ich gebe, wie auch Mama, stets mein Bestes für Dich. Und sicherlich mache ich Fehler. So viele. Über die wirst Du zu Deiner Zeit entscheiden.

Du gehst nun Deinen Weg. Dabei auch ich, zumindest eine Weile. Meine Erfahrungen, Wünsche und Gedanken – ganz frei davon wird es nicht gehen.

Eins sollte ich Dir immer wieder sagen: Wenn Du mir etwas anvertraust, dann glaube ich es Dir. Ganz egal, was die anderen sagen. Ich vertraue Dir. Ganz. Was Du mit diesem Vertrauen machst, ist Deine Sache.

Weg mit den Normen! Her mit der Freiheit! Her mit Dir für Dich! Solange ich kann, werde ich gegen Normen ankämpfen. Auch für Deine Freiheit und Dein Wohlbefinden. Sei Du! Sei glücklich!
Ihr seid so tapfer: Mama und Du.

Kontakt: timm.kroeger@posteo.de

Steffie Sohst

Wille und Glaube ändern alles

Als Jugendlicher habe ich mich immer gefragt, wie es sich wohl anfühlen wird, wenn ich eigene Kinder bekomme. Als meine erste Frau schwanger wurde, gingen wir bald zum Frauenarzt, der feststellte, dass die Seelen offenbar gedrängelt hatten, in meine Familie zu inkarnieren: Es hatten sich gleich zwei angemeldet, ein Junge und ein Mädchen.

Ich war benommen vor Glück, setzte mich an die von meinem Bruder geerbte Hammondorgel und sang ein Dankeslied, ich war beseelt von diesem Geschenk. Allerdings kündigte sich schon bald an, dass es so einfach gar nicht wird. Meine Frau war mit der Schwangerschaft maximal herausgefordert, sie konnte nicht mehr essen, ohne sich zu übergeben, und sie hatte unglaubliche Angst vor einem Krankenhausaufenthalt. So hatten wir also die Frauenärztin mehrfach im Haus, die Mutter bekam Mineral-Spritzen und ich schlaflose Nächte, in denen ich versuchte, alles so einzurichten, dass es Mutter und Kindern gut gehen möge.

Als es dann so weit war, wurden die beiden per Kaiserschnitt geholt, und ich empfing die wundervollen Kinder in einem Nebenzimmer im Krankenhaus – ein bewegender Moment. Ich hatte meine Rolle als Familiendiener eingenommen, wollte alles gut machen und konnte meine Ziele doch nie so erreichen, wie ich es mir vorstellte.

Ich war damals geprägt von der Sichtweise charismatischer Christen, gepaart mit der gesellschaftlich geprägten Sicht auf Verantwortung und Gesundheit.

Meine Frau war extrem gefordert, das Stillen reichte nicht, um die Kinder satt zu machen, wenn eins wach wurde, wurde es auch das andere. Sie war auf der einen Seite bereit, sich der Aufgabe zu stellen und gleichzei-

111

tig auch überfordert. Ich meinte, alles ausgleichen zu müssen, was von ihrer Seite fehlte, und konnte das ebenso wenig.

Wenn ich heute an diese Zeit zurückdenke, überkommt mich manchmal ein Gruseln über meine Einfältigkeit und gleichzeitig ein Schmunzeln über meinen Glauben an die gesellschaftlich indoktrinierten Sichtweisen und Handlungsempfehlungen.
Sieben Kinder habe ich mit zwei Frauen bisher gezeugt. Sie alle leben und die, zu denen ich Kontakt habe, sind gesund. Ich habe unglaublich viel über das Leben gelernt, weil mich meine Kinder herausgefordert haben, dem Leben auf den Grund zu gehen, und sie tun es immer noch, unabhängig davon, ob ich sie erlebe oder nicht einmal weiß, wo sie sich auf der Erde gerade aufhalten.
Das Leben mit Kindern liefert immer und in jedem Zeitabschnitt Überraschungen und Herausforderungen, über die kein mir bekannter Vater nachdenkt, wenn er seine ersten Kinder zeugt oder bei der Geburt dabei ist. Ich habe alle weiteren fünf Geburten live miterlebt, habe meine Frauen bei den Wehen unterstützt, mit der Hebamme zusammen dafür gesorgt, dass sie in die richtige Position kamen, um die nächste Phase der Austreibung gut zu meistern. Einmal habe ich miterlebt, dass meine Frau bei einer Geburt beinahe gestorben wäre, aber sie starb nicht, und doch hat mich dieses Erlebnis verändert.

Schwangerschaft, Geburt und die ersten zwei bis drei Jahre entscheiden viel über die Ausgangsposition, mit der eine Seele hier auf der Erde ihre Inkarnation startet, und inzwischen weiß ich auch, dass sie dabei einer Absicht folgt, die nicht immer mit den Idealvorstellungen der Eltern übereinstimmt und dennoch genau das ist, was geschehen muss.
Ich habe gelernt, dass alles, was in diesem Zusammenhang passiert, Teil eines Weges ist, den ich als Vater mit Mutter und Kind gehe. Wenn etwas schiefgeht, gehört das genauso zu dem Weg wie alle beglückenden Anteile.

Meine ersten Kinder habe ich z. B. alle komplett impfen lassen. Mir schien das natürlich, weil auch meine Eltern diesem Weg folgten. Viel später habe ich feststellen müssen, dass Allergien, Krankheitsanfälligkeiten und vieles andere offenbar die Folge dieser experimentellen Eingriffe in die Körperautonomie meiner mir anvertrauten Kinder waren. Ich machte mir Vorwürfe, obgleich ich nicht leichtfertig gehandelt hatte. Ich hatte eben nicht alles selbst reflektiert, sondern hatte die Wege anderer einfach in mein Leben übernommen. Gleichzeitig sah ich aber auch, dass dieser Weg eben auch ein Entwicklungsweg meiner Kinder und meiner Frau war. In meiner zweiten Ehe nahm ich allerdings von Impfungen Abstand, um dann zu erleben, dass in dieser Welt Impfzwänge eingeführt wurden. Eine neue Herausforderung.

Entscheidungen über Entscheidungen stehen mit Kindern an, und immer gibt es irgendwelche Ratgeber, die legitimiert scheinen, dir Vorgaben machen zu dürfen. Ich habe allerdings erkannt, dass niemand mir die Verantwortung abnehmen kann. Jeder Mensch auf dieser Erde ist ein beseeltes Wesen. Dieses Neugeborene kommt in meine Familie, um sich mit dem Leben in dieser Inkarnation vertraut zu machen, um dann, wenn es richtig angekommen ist, seine Wege zu gehen und seine Entwicklung zu vollziehen. Dabei hat es sich einverstanden erklärt mit dem, was es zum Beginn seiner Inkarnation vorfindet.

Und so erlebe ich mich selbst und meine Kinder in meiner Sicht auf die Dinge, die ich in meinem Leben erfahren durfte:
Von mir als Vater profitieren auch schon die ganz Kleinen und sogar die Ungeborenen. Sie profitieren von meinen Genen, also all den Definitionen in meinem Leib, die meinem Entwicklungsstand bei der Zeugung entsprechen, ein Resultat all der Ahnen, die vorher waren, die die Entwicklung ihres Lebens an mich verschenkt hatten. Weiterhin profitiert das Neugeborene in meiner Gegenwart von jeder seelischen Schwingung, die bereits in mir vorhanden ist oder sich gerade entwickelt. Es

empfängt meine Höhen und Tiefen und findet darin den Einstieg in die Dualität dieser Welt. Auch wenn das Kind gerade während der Schwangerschaft der Mutter näher scheint, so sind unsere Leiber nicht auf die festen Bestandteile begrenzt. Der Embryo lebt und erlebt mit seiner Aura und seinen Wahrnehmungsfunktionen auch außerhalb des Mutterleibes, es dringt auch in meinen Leib ein, über die Ebenen seines Seins, die nicht so fest sind wie sein Leib. Die Zirbeldrüse, also das 3. Auge, entwickelt sich schon ab dem 33. Tag nach der Zeugung, viel früher als die optischen Augen und auch häufig früher, als die Seele in den gezeugten Leib findet. Diese Drüse ist beides: ein Wahrnehmungsorgan und eine Steuerzentrale für alle denkbaren hormonellen Prozesse. Bei vielen Frauen ändert sich die Aura beeindruckend, sobald das Kind diese Fähigkeiten entwickelt. Fast jeder kennt den strahlenden Anblick einer Schwangeren.

Das Ungeborene ist also in dauerhafter Kommunikation mit seiner Umwelt. Es macht sich in der äußeren Geborgenheit des Mutterleibes vertraut mit all den Verknüpfungen, die Geist im Leib in ihrer Komplexität haben. Es erlebt in diesem Wachstumsprozess, wie sich sein Leib heranbildet, bis die Geborgenheit der Entwicklungsumgebung zu eng wird. Und dann wird es genau das tun, was es in seiner Inkarnation noch hundertfach tun wird: Es wird sich aus der Enge selbst befreien und sich in ein größeres Terrain stellen, um neuen Herausforderungen zu begegnen.
Die Geburt ist für ein Kind ein Erfolgserlebnis, das ihm ohne Not nicht genommen werden sollte. Die Geburt ist der Zeitpunkt, in dem das Kind sich selbst für reif hält, den Mutterleib zu verlassen und die Bühne der eigenständigen Inkarnation zu betreten. Dieser Zeitpunkt sollte nicht durch standardisierte medizinische Vorgaben manipuliert werden. Dennoch, bei einigen Kinder war das auch wirklich zu „diskutieren", ob sie sich nicht langsam mal auf den Weg machen wollen. Sie wollten ermutigt

und gerufen werden. „Komm heraus, wir sind bereit, Dich in den nächsten Abschnitt zu begleiten. Wir können nicht alles, was wir aber können, ist unsere Unterstützung von Herzen für Deinen Weg!"

Die Dinge laufen nicht nach Plan

Jede Vorbereitung im außen ist eine Vorbereitung unserer Seele auf die neue Aufgabe. Kinder wollen es nicht perfekt haben, sie brauchen einfach nur eine Umgebung von Ehrlichkeit und Hingabe. Die Geburt und das erste Jahr sind – *handwerklich* betrachtet – die direkte Aufgabe der Frau. Männer können nicht stillen, und Männer können auch nicht mütterliche Wärme herstellen. Aber sie können durchaus einen Rahmen schaffen, in dem die Mutter sich in diese Aufgaben hineinfallen lassen darf. Auch für sie ist diese Aufgabe von vielfältigsten Umbrüchen begleitet. Gerade bei Erstgebärenden ist alles genauso neu wie für den Mann auch. Unsicherheit ist natürlich und darf gemeinsam erlebt und durchlebt werden. Der Mann hat zwar keine Milch, aber ein väterliches Herz, das von der Frau nicht ersetzt werden kann. Da, wo männliche Sicherheit und Inspiration an Kind und Mutter verschenkt werden, entsteht in den täglichen Dingen eine bemerkenswerte Balance. Aber auch Männer verfügen darüber nicht immer.

Ich habe lange gebraucht, um ein eigenes Gefühl dafür zu bekommen, was die Familie denn wirklich braucht, weil das nicht immer mit der Meldung der Bedürfnisse und schon gar nicht mit den gesellschaftlichen Erwartungen übereinstimmt. Vielleicht liegt das daran, dass ich meinen Vater so selten in dieser Rolle erlebt habe, mir also das Vorbild fehlte, er war immer unterwegs, um Geld zu verdienen, und aktiv an der Unternehmensführung beteiligt.

Ich glaube an Wahrnehmung und Entwicklung. Ich bin kein Freund der empirischen Wissenschaft. Wir sind Schöpferwesen, und jede Studie bringt die Ergebnisse, die ihre Schöpfer beabsichtigen – sind also für mich nur der Beweis, dass wir unsere Welt selbst erschaffen. Ich

115

glaube, dass Liebe und die eigene Erfahrung eine viel wichtigere Rolle spielen als die Erfahrung der anderen, die aber durchaus inspirieren kann.

Meine Liebe produziert die Hingabe im Jetzt. Alles, was ich aus dieser Perspektive tue, wird mir Erfahrungen bescheren, die mich verändern und mich reifen lassen. Es ist ein riesiger Unterschied, ob ich mir überlege, mein Kind in einen friedlichen Schlaf bringen zu wollen, oder ob ich es tatsächlich tue. Dann kann ich an mir selbst erleben, was mich motiviert. Suche ich wirklich den Frieden meines Kindes oder will ich selbst meine Ruhe haben und deshalb möge es jetzt schlafen? Nach meiner Erfahrung spielt fast immer beides eine Rolle.

Ich habe inzwischen gelernt, dass alles, was ich als Vater lerne, auch mein Kind lernen lässt. Wenn ich feststelle, dass das Kind gut versorgt ist und ich eine Pause brauche, dann kann meine innere Stimme auch ein ganz klares Signal an das Kind senden. Mit dieser Erfahrung lernt das Kind auch, später für sich selbst zu sorgen. Dieser Lernprozess ist natürlich und nicht rational, versteht sich, er findet seinen Weg im gemeinsamen Sein, also geistig, emotional und physisch. Dabei steht das Erlebnis meiner Emotionalität dem Kind auch später so zur Verfügung, gewissermaßen als Rohmaterial für den eigenen Gebrauch und die eigene Erfahrung.

Also sorge ich gut für mich selbst und gleichzeitig, wenn das Kind sich gerade hilflos fühlt, Dinge mit seiner Wahrnehmung einordnen soll, die es nicht versteht, dann bin ich gefragt, meine Geduld und Hingabe hineinzusenden, auch wenn mir eine Pause gerade guttäte. Gerade in den ersten sieben Jahren sind die Kinder sehr stark mit ihrem 3. Auge aktiv, und das sieht eben Dinge, die die optischen Augen oft nicht sehen. Ich empfehle also allen potenziellen Eltern ganz herzlich, ihren 3. Sinn zu trainieren. Das erleichtert viele Entscheidungen, was Kind und Mutter jetzt brauchen, ganz erheblich.

Der Wille und der Glaube

Ich kann mich an eine Geburt erinnern, bei der meine Frau zunächst so wenig Vormilch hatte, dass mein Kind immer weiter abnahm und wir Glukose hinzufüttern mussten. Aber selbst die wollte dieses kleine Wesen nicht annehmen.

Ich kann mich erinnern, wie ich bangend am Wickeltisch stand, um Glukose in einen zusammengepressten Mund mit einer Pipette zu verabreichen. Erst als mein Herz umschwang in ein „Du schaffst das, Du bist hier, weil Du hier sein willst", entstanden die ersten Erfolge, bald darauf konnten wir stillen, und es war mehr als reichlich da, das Kind wuchs und gedieh in atemberaubender Geschwindigkeit.

Mein Wille und mein Glaube, also meine Fähigkeit, an einem geplanten Ziel dranzubleiben und dann auch ins Tun zu kommen, ändert häufig die ganze Situation.

Der Glaube ist eine Gewissheit, die sieht, wie es sein wird,
als wäre es bereits vollendet.

Es geht beim Glauben eben nicht um Religion, sondern um mein Herz. Ich wünsche allen Männern, die Väter werden, inspirierende Begegnungen mit Vätern, die diese Fähigkeit bereits entwickelt haben. Solche lebendigen Inspirationen vermögen mehr als jeder schriftliche Ratgeber.

Kraft für den werdenden Vater

Die Batterien wieder zu füllen, ist für alle in der sich erweiternden Familie ein wichtiges Unterfangen. Familien mit Nachwuchs sollten zunächst die Idee verlassen, dass sie alles allein hinkriegen müssen. Das ist kein Heldentum, das ist Dummheit.

Kinder dürfen auch gerne mal auf einen anderen Arm als auf den von Mama und Papa, mindestens nach dem Wochenbett. Auch in die Aura anderer Menschen einzutauchen, kann die Kommunikationsfähigkeit der Kinder sehr positiv beeinflussen.

Lasst Euch von Freunden bekochen, auch gerne für Euch einkaufen, es gibt so viele Dinge, die Menschen in Eurer Umgebung für Euch tun können! Fragt sie einfach, und nehmt ihre Hilfe ohne allzu große Dankesbekundungen entgegen! Familien brauchen das. Es ist kein Versagen. Kinder brauchen ein ganzes Dorf, eine Familie allein ist damit wiederkehrend überfordert.

Und auch, wenn die Mutter in den ersten Wochen keine größere Auszeit bekommt, so kann mit der Unterstützung anderer Menschen auch mal ein Wochenende für Dich als Vater zur Verfügung gestellt sein. Am Ende nutzt das der ganzen Familie, wenn Du wieder ganz klar bei Dir angekommen bist.

Auszeiten
Aber was für Beschäftigungen können Dir bei einer solchen Auszeit helfen? Um mit Deinen Energien als Papa gut in eine Balance zu kommen, gibt es für mich zwei Kriterien, die Auszeiten beinhalten sollten:

1. Bewegung – gönne Deinem Körper entspannte und energetisierende Bewegungen, die Dir Freude bereiten!
2. Fördere immer beide – sowohl Deine weiblichen Energien als auch die männlichen!

Das Erste ist für die meisten leicht zu finden. Bewegung, die Spaß macht, kann ein Spaziergang in der Natur, aber auch eine Kletterpartie sein. Schau nach, was eine starke Verbindung zwischen Dir und der Erde herstellt!

Weit schwieriger ist es, die weiblichen und männlichen Energien im Leib zu fördern, sie bedingen sich gegenseitig. Beim Mann sitzt der männliche Anteil nach üblicher Lehrmeinung links und der weibliche auf der rechten Seite. Das Männliche ist die Intervention, die Idee, häufig auch die geistige Anregung. Das hat nichts mit Bevormundung oder Besserwisserei zu tun, sondern mit der besonderen Fähigkeit, Rituale und Rhythmen durch Intervention neu zu bewerten und ggf. neue Ansätze zu verankern. Das Weibliche trägt die Kontinuität in sich, das Rhythmische. Von einem kleinen Erdenbürger werden beide Anteile angefordert. Die Nahrungszyklen, Reinigungszyklen, die Anregung der Sinne, all das braucht Kontinuität und die Einhaltung von Schlaf- und Wachphasen, aber auch die Intervention, damit die Zyklen ebenfalls in der Entwicklung bleiben und die Entwicklung nicht in der Routine erstickt.

Während das Männliche immer mal wieder ganz neue Aspekte in diese Vorgänge bringt, sorgt das Weibliche dafür, dass der kontinuierliche Vorgang für Wachstum und Entwicklung zur Verfügung steht.
Beide Anteile sind sowohl im Mann als auch im Weib vorhanden und wollen genährt werden. Das Weibliche findet in der Natur und in der Verbindung mit den Zyklen unserer Schöpfung eine Stärkung.
Das Männliche braucht die spirituelle, geistliche Anbindung an den Himmel, das Schöpfungsprinzip. Es ist die priesterliche Aufgabe, den Raum und Rahmen zu schaffen, in dem sich das Weibliche seinen Zyklen hingeben kann. Das Männliche achtet im Ausgleich auf die Energiereserven. Wenn es Dir gelingt, dieses Zusammenspiel in Dir als Vater in Balance zu bringen, nützt es der ganzen Familie, dem Weib, dem Kind und eben auch Dir selbst. Es ist daher deine Verantwortung, für die Stabilität Deines eigenen Rahmens zu sorgen, und damit auch für die Stabilität der Familie. Eine kraftvolle Männlichkeit mit einem liebevoll-starken Willensausdruck ist für alle ein Segen und für den Vater selbst ein Wachstumsfeld, dem er sich Schritt für Schritt weiter öffnen kann.

Überfordere Dich / Euch nicht

Wachstum braucht Zeit. Grashalme, an denen Du ziehst, wachsen nicht besser, aber durchaus Grashalme, die sich geliebt fühlen. Von daher ist die Zeit, die Mutter und Vater für sich haben, ohne über die Bedürfnisse des kleinen Erdenbürgers nachdenken zu müssen, sehr wichtig. Vater und Mutter können viel Kraft tanken, wenn sie sich daran erinnern, dass ihre Liebe der Ursprung war, der zu diesem großartigen Nachwuchs geführt hat.

Und wenn es als Vater mal nicht so klappt, wie Du es Dir vorstellst, dann bleib barmherzig mit Dir! Niemand nimmt dauerhaft Schaden, nur weil Du Deine eigenen Erwartungen einmal nicht erfüllst. Im Gegenteil, der barmherzige Umgang mit Dir selbst, tut auch etwas mit Deiner Familie, selbst mit dem Kind, vor und nach der Geburt. Denn es wächst in einem Rahmen der Barmherzigkeit auf. Das kann eines der großartigsten Geschenke sein, die Du Deiner Familie machen kannst.

Kontakt: stefanie.sohst@gmail.com

Paul Berger

Und dadurch, dass man das Kind über alles stellt, fängt alles andere an zu bröckeln

Ein Trennungspapa berichtet

Vergangenheit

Für die Vaterrolle gibt es für mich nicht viele Vorbilder. Mein eigener Vater hat es eher vermasselt. Klar, er hat für seine Familie gesorgt und das Geld nach Hause gebracht. Das klassische Rollenbild eben: Der Vater arbeitet den ganzen Tag, kommt nach Hause und meckert: „Warum ist die Spülmaschine nicht ausgeräumt? Faulpelze!" So wollte ich nie sein.

Ich kann mich tatsächlich nicht daran erinnern, dass ich mit meinem Vater jemals auf dem Spielplatz gewesen bin. Natürlich hat er auch mal etwas mit uns unternommen, zum Beispiel sind wir ins Schwimmbad gegangen oder in den Urlaub gefahren. Aber im Alltag Zeit mit meinem Vater zu verbringen – das gab es für mich nicht. Meistens war nur meine Mutter da. Sie setzte sich mit mir und meinen Geschwistern hin, machte mit uns Hausaufgaben, und danach gingen wir mit unseren Freunden auf den Spielplatz.

Das Verhalten meines Vaters war immer dasselbe: Er kam ins Zimmer und beschwerte sich. Irgendetwas hat ihm meist nicht gepasst. Auch bei seinen Enkeln verhält er sich häufig so. Mittlerweile sage ich jedoch zu ihm: „Das sind Deine Enkelkinder. Sie machen Unordnung – leb damit." Er muss meine Kinder nicht so behandeln, wie er uns behandelt hat.

Was für ein Vater möchte ich sein? Der Anti-*mein*-Vater: Ich möchte nicht so sein wie er. Das habe ich in den letzten sieben Jahren hoffentlich auch bewiesen.

Das erste Kind

Ich lernte Nina kennen, als ich 19 Jahre alt war. Unser erstes Treffen, das eigentlich kein richtiges Date war, fand in einem Club statt. Dort eröffnete mir mein Bruder, dass seine Freundin schwanger war. Da haben wir erst mal Party gemacht – ich habe mich sehr für meinen Bruder gefreut, dass er bald Vater wird. Mit meinem Neffen haben wir dann viel Zeit verbracht. Er war erst drei Monate alt, da begannen Nina und ich schon, auf ihn aufzupassen. Wir unternahmen auch viel mit den Kindern unserer Freunde. So fing es an, dass wir merkten, wie viel Spaß Kinder machen konnten. Also stellten wir uns – da war ich etwa 22 Jahre alt – die Frage: „Wie sieht es aus, hast Du Lust auf Kinder?"

Als es nach einiger Zeit endlich mit der Schwangerschaft klappte, verlor Nina das Kind in den ersten Wochen der Schwangerschaft. Das war wirklich schrecklich. Ich fuhr gerade von der Arbeit nach Hause, als sie anrief und mir mitteilte, dass es gestorben war. Wir weinten viel. Auch das zweite Kind verlor sie früh in der Schwangerschaft. Wieder waren wir traurig, doch es war nicht mehr so schlimm wie beim ersten Mal. Bei der dritten Schwangerschaft bekam sie Medikamente von der Frauenärztin, um Mikrothrombosen zu verhindern, und es klappte – mit Lloyd.

Während der Schwangerschaft machten wir jeden Monat ein Foto, um den wachsenden Bauch im Bild festzuhalten – eine wundervolle Zeit. Natürlich unterstützte ich meine Partnerin, aber die Tatsache, dass ich bald Vater werden würde, beeinflusste mich nicht übermäßig. Ich war oft mit beim Frauenarzt und freute mich über die Ultraschallbilder. Manchmal kam es zu Blutungen und natürlich machte mir das Sorgen. Die Angst, auch dieses Kind zu verlieren, begleitete uns ständig.

Lloyd kam im Krankenhaus auf die Welt. Es war krass zu sehen, wie viele Schmerzen Nina da erlitt. Ich versuchte, einfach da zu sein, hielt ihre Hand, legte den Arm um sie. Viel mehr emotionalen Beistand konnte ich nicht leisten. Gut zuzureden, hielt ich für nicht hilfreich – ich glaubte, sie wollte lieber, dass ich sie in Ruhe ließ. Der erste Moment war jedoch überwältigend: Da war nun unser kleiner Wurm.

Am Anfang herrschte Panik, im Krankenhaus zeigten sie uns, wie alles funktioniert, und schauten alle paar Stunden nach uns. Dann hieß es plötzlich: „Jetzt könnt Ihr nach Hause gehen." Doch wo war die Gebrauchsanleitung? Wie sollten wir das jetzt machen?

Die ersten Tage zu Hause waren noch ruhig, wir entspannten einfach. Ich setzte Lloyd oft auf meine Beine und schaute ihn eine Stunde lang an – ich hatte ihn einfach lieb. Das war eine schöne Zeit: auf der Couch lümmeln, das Baby im Arm halten und einfach nur sein – wir als kleine Familie.

Einer der erfüllendsten Momente war auf einer Feier, auf der ich niemanden kannte. Ich saß mit Lloyd da, und plötzlich gab er dieses glucksende, kehlige Baby-Lachen von sich. Es war so süß, dass ich fast in Tränen ausgebrochen wäre. Solche Momente sind immer die besten gewesen: ihn mit Nonsens zum Lachen zu bringen, wie es ein Vater eben so macht. Bald traten jedoch Stillprobleme auf, was die erste Hürde oder Belastung war. Dieser erste kritische Moment in einem jungen Familienleben. Ich fühlte mich wieder komplett machtlos. Was sollte ich tun? Ich konnte meiner Partnerin ja keine Milch in die Brust zaubern, sondern ihr lediglich seelisch beistehen und versuchen, alles zu tun, um ihr zu helfen. Die Hebamme meinte dann, wir müssten zufüttern. Das war für Nina ganz furchtbar. Sich als Mutter unzulänglich zu fühlen, weil sie ihr Kind nicht stillen konnte – als wäre sie nicht in der Lage, ihr Kind zu versorgen.

Eigentlich stressten wir uns dann Tag und Nacht mit dem Stillen. Unser Sohn schrie oft, was sowohl für ihn als auch für uns sehr belastend war.

Andererseits gab es wieder sehr schöne Momente: Wenn er nachts wach wurde, legte ich ihn in eine Trage und lief ewig mit ihm umher, damit Nina weiterschlafen konnte. „Bloß nicht ablegen", dachte ich.

Ich reduzierte meine Arbeitszeit immer weiter, um Nina mehr zu unterstützen: zuerst von fünf Tagen auf vier Tage, schließlich auf drei Tage. Lloyd war als Kleinkind wirklich anstrengend, das kann man nicht anders sagen. Ich dachte: „Was bringt es mir, mehr Geld zu haben, wenn zu Hause alle unglücklich sind?" Mir war immer wichtig, zu helfen. Vielleicht opferte ich mich irgendwann zu sehr auf. Für mein Kind machte ich das jedoch gern. Ich wollte Zeit mit meinem Sohn verbringen, also blieb ich zu Hause und spielte mit ihm. Wir unternahmen viele Ausflüge in den Wald und auf den Spielplatz. Mir fiel auf, dass ich unter der Woche der einzige Vater auf dem Spielplatz war. Erst am Wochenende sah man dann andere Väter, wie sie gelangweilt herumsaßen und keine Lust hatten. Da ich selbst ein Spielkind bin, haben wir Sandburgen gebaut und mit Duplo gespielt. Nun spielen wir mit Lego.
Ein besonderes Ritual war unser gemeinsames Duschen: Lloyd badete in einem Wäschekorb, während ich daneben duschte. Ich saß dann auf einem Hocker und machte Quatsch mit ihm. Später, als er sein erstes Bobbycar hatte, zog ich ihn überall hinter mir her: vom Schwimmbad nach Hause oder auf den Markt zum Eisessen. Lloyd war ja ein absolutes Wunschkind. Klar, dass ich so viel Zeit wie möglich mit ihm verbringen wollte.

Parallel dazu versuchte ich, unser Haus zu renovieren. In unserem Schlafzimmer wollte ich kein Baby schlafen lassen: Da wollte ich jetzt alles frisch machen, neue Tapete, neuer Boden. Solche Projekte habe ich gemeinsam mit Lloyd umgesetzt. Mir war wichtig, die Situation für unser Kind und unsere Familie zu verbessern. Plötzlich war da ein anderes Bewusstsein: So wie wir vorher gelebt hatten, ging es nicht mehr. Wir mussten etwas ändern.

Inzwischen ist mir klar: Das Unterstützungssystem, das Nina und ich seit unserer Trennung haben, hätten wir schon viel eher gebraucht. Vielleicht hätte es geholfen, unsere Beziehung zu retten. Stattdessen hatten wir uns bis zur Selbstaufopferung unserem Kind verschrieben. Für uns galt: „Wir haben ein Kind bekommen, also gehört es zu unserer Lebensaufgabe, dieses Kind zu hundert Prozent zu umsorgen." Das war schon kritisch. Man stellte das Kind über alles. Dadurch fing alles andere an zu bröckeln. Ich war auf der Arbeit nicht mehr voll da, arbeitete nur noch zweieinhalb Tage, was viel zu wenig war. Und Partnerschaftszeit hatten wir eigentlich auch keine mehr.

Das zweite Kind

Als wir Kai zeugten, war mit unserer Beziehung noch so ziemlich alles okay. Aber als Nina dann schwanger war, fing ich an, unsere Lebenssituation etwas kritischer zu sehen. Ich fragte mich: „Was machst Du hier eigentlich? Willst Du das überhaupt?" Das war so der erste Moment, wo ich dachte: „Eigentlich habe ich da, so wie es ist, keine Lust drauf." Dieser Gedanke wurde so stark, dass ich depressive Züge entwickelte und nicht mehr wirklich glücklich war. Nina warf mir dann oft vor, dass ich sie nicht mehr beachtet und alleingelassen hätte. Das kann ich retrospektiv auch bestätigen. Ich habe zweieinhalb Tage gearbeitet und den Rest der Woche mit Lloyd verbracht. Und so richtig die Schwangerschaft gemeinsam zelebriert oder erlebt wie bei meinem ersten Sohn – ich weiß nicht, ob wir das wirklich gemacht haben. Ich bin zwar auch mit zu Frauenarztterminen und zu Hebammenterminen wegen der Hausgeburt gegangen, aber darüber hinaus haben Nina und ich sehr wenig zusammen unternommen. Wir haben uns einfach zu wenig auf unsere Partnerschaft konzentriert.

Dann bekamen wir Kai. Wir hatten uns für eine Hausgeburt entschieden, weil wir der Meinung waren, dass man im Krankenhaus gefühlt jede halbe Stunde durch Putzpersonal, irgendwelche Ärzte und so was genervt wird. Die Hausgeburt war ganz anders als Lloyds Geburt: Gefühlt zwei Stunden nach den ersten Wehen war Kai schon da. Es war ein ergreifendes Gefühl, Lloyd mit dem kleinen Burschen zu sehen. Es war schön, direkt mit dem neuen Knirps zu Hause zu sein. Nicht in einem sterilen Krankenhaus, sondern in der gewohnten Umgebung, wo man sich viel besser entspannen konnte.

Bei Lloyd hatte ich es bereut, nur zwei Monate Vaterschaftsurlaub genommen zu haben, deshalb nahm ich diesmal gleich zwei Jahre Elternzeit. Nina wollte nach einem Jahr wieder arbeiten gehen, das passte finanziell gut.

Dann begann es, komisch zu werden. Wir hatten entschieden, dass Lloyd in den Kindergarten gehen sollte. Damit ihn Kai im Familienbett nicht störte, wenn dieser nachts schrie, quartierte ich mich mit Kai aus und schlief in einem anderen Bett. Ninas Wunsch war eigentlich, dass ich sie wecken sollte, damit sie Kai stillen konnte. Ich hatte allerdings nicht die Kraft, dass sich das Ganze wiederholte wie bei Lloyd. Sie hatte nicht akzeptieren wollen, dass das Stillen nicht klappt. Und auch bei Kai mussten wir dann sowieso trotzdem Fläschchen machen. Also machte ich dann lieber direkt das Fläschchen und er schlief durch.

In dieser Zeit war ich recht depressiv, obwohl ich mich über Kai gefreut hatte und ihn auch sehr lieb hatte. Hauptsächlich versorgte *ich* ihn. Stundenlang lief ich durch die Straßen, mit der gleichen Trage, in der ich auch schon Lloyd getragen hatte. Es war ein seltsames Gefühl: Glücklich über das kleine Wesen, aber gleichzeitig insgesamt unglücklich und traurig. Das wirkte sich natürlich auch auf unsere angeschlagene Beziehung aus. Dann kam noch Corona, und wir konnten mit Kai nichts von dem machen, was wir mit Lloyd gemacht hatten: Babyschwimmen, Krabbelgruppe – diese ganzen Frühaktivitäten. Mit unserem Haus und dem riesigen

Garten hatten wir es noch gut, trotzdem war es schade für Kai. Ich war nicht depressiv, weil Corona uns ins Haus gesperrt hatte – das kam nur erschwerend hinzu –, sondern weil ich in meiner Beziehung und mit meiner Lebenssituation unglücklich war.

Natürlich ist das total ungünstig, wenn man gerade ein zweites Kind bekommen hat und man denkt: „Warum mach' ich das hier? Ist das das Lebenskonzept, das ich jetzt so weiterführen möchte für den Rest meines Lebens?" Also nicht, dass ich je daran gezweifelt hätte, noch ein zweites Kind in die Welt zu setzen. Diese Frage habe ich mir nie gestellt, die höre ich immer nur von anderen. Im Gegenteil: Es ist so schön, zu sehen, wie unsere Söhne miteinander spielen und sich lieb haben, und vor allem, dass sie füreinander da sind. Nun, da Nina und ich uns getrennt haben, ist es so viel wichtiger, dass die beiden zusammen sind. Sie können einander Stabilität geben in diesem Leben und in diesem ganzen Chaos, in das wir sie hereingezogen haben.

Trennung und Wechselmodell
Wir hatten so viel Arbeit und Mühe in unser Haus gesteckt, um es schön und wohnlich zu machen. Dann zogen wir um in die Nähe des Kindergartens. Nur so konnte die Gemeinde auch Kai noch im Kindergarten aufnehmen, und wir mussten auch nicht mehr so viel fahren. Wir hatten weiterhin zwei Schlafzimmer: Nina schlief mit Lloyd in dem einen, ich mit Kai in dem anderen. Das war von außen betrachtet merkwürdig, aber wir hatten den Eindruck, dass es gut funktioniert, wenn sich jeder Elternteil um ein Kind kümmerte. Im Nachhinein betrachtet war es nicht richtig: Ich band mich an Kai, Nina sich an Lloyd. Ausflüge machte ich eher allein mit den Kindern, da hielt sich Nina eher raus. Auch sonst war sie nie länger allein mit beiden.
Nina bestimmte über die meisten Themen des Familienalltags, und ich hatte oft das Gefühl, meine Meinung oder meine Ansichten nicht ein-

127

bringen zu können. Es gab viele Situationen, in denen ich dachte: „Ich hab' keinen Bock auf Streit, ich sag' lieber nichts." Ich bin damals direkt aus dem Elternhaus zu Nina gezogen, sodass ich erst jetzt, in der ersten eigenen Wohnung, endlich mal meinen eigenen Stil leben kann: neue Couch, neue Möbel, neue Kleidung, neue Küche, neues Bett. Nina dagegen hat unseren Wohnstil eins zu eins in die neue Wohnung übertragen. Da ist alles gleich geblieben.

Manchmal sagt Nina: „Ich erkenne Dich gar nicht wieder!" Das stimmt auch – meine Werte haben in unserer Beziehung ja nicht viel Gewicht gehabt. In einigen Bereichen stimme ich ihrer Weltsicht zu, in anderen aber nicht. Jetzt versuche ich, nach meinen eigenen Vorstellungen zu leben. Für die Kinder ist das auch eine Umstellung. Wenn Kai vor dem Fernseher sitzt und „Durst!" schreit, sage ich jetzt: „So kann ich Dir nicht helfen, was möchtest Du denn von mir?" – „Ich hätte gern etwas zu trinken." – „Ah, okay, ich bringe Dir was." Oder ich sage: „Dann musst Du aufstehen und Dir was holen." Ich bin kein übertrieben strenger Vater, aber jetzt vielleicht konsequenter. Die neue Wohnung soll schön bleiben – ich möchte nicht mehr, dass auf der Couch gegessen wird. Bei Nina dürfen sie das aber weiterhin. Die beiden werden bestimmt irgendwann mal merken: „Okay, Papa ist vielleicht manchmal piefig, aber dafür gibt es Struktur. Und er ist für uns da, baut mit uns Lego, spielt mit uns, macht mit uns Ausflüge, geht mit uns ins Schwimmbad oder in den Zoo oder ins Kino." Mir ist wichtig, dass wir eine Bindung haben, die mehr ist als Kuscheln und Ins-Bett-Bringen.

Ab und zu sagt Kai auch mal: „Ich möchte zur Mama." Das kann unter anderem damit zu tun haben, dass Nina weniger von den Kindern fordert, dort dürfen sie ja zum Beispiel weiter vor dem Fernseher essen. Ich dagegen bestehe darauf, dass sie mir helfen, den Tisch zu decken, dass wir gemeinsam essen und aufräumen. Bei Nina habe ich oft den Eindruck, dass sie negative Gefühle nicht aushält und es den Kindern recht macht, um Konflikte zu vermeiden. Bei ihr hängt zum Beispiel der Spruch: „Gebt den Kindern Liebe, Liebe und noch mehr Liebe, dann wachsen sie von ganz allein." *Das* glaube ich eben nicht. Sie brauchen auch Grenzen und klare Anleitungen. Und ganz viel Liebe innerhalb dieser Grenzen und Anleitungen. Liebe bedeutet aber nicht: „Du kannst jetzt machen, was Du willst." Da unterscheiden wir uns stark.

Zukunft

Im Nachhinein verstehe ich, dass wir beide chaotisch sind, Nina und ich – jeder auf seine eigene Art. Und wenn wir beide zusammenkommen, entsteht reines Chaos. So war dann auch unser Alltag: Außer Kindergarten und Schule gab es keine festen Routinen in unserem Familienleben. Wir trafen andere Familien, kamen irgendwann nach Hause, setzten die Kinder vor den Fernseher und stellten ihnen Teller hin. Nina argumentierte: „Früher haben wir nie zusammen gegessen, ich durfte so viel fernsehen, wie ich wollte" und so weiter. Ich selbst kenne das von zu Hause anders. Ich habe es immer schön gefunden, mit meinen Brüdern und meiner Mutter, ab und zu auch mit dem Vater, gemeinsam am Tisch zu essen. Das ist dann, als Nina ausgezogen ist, meine erste Änderung gewesen: „Ihr guckt jetzt Fernsehen, dann machen wir aus und setzen uns gemeinsam an den Tisch und essen." Ich will meinen Kindern dieses Gefühl des Zusammenseins beim Essen mitgeben. Das ist jetzt unsere Abendroutine: Wir essen zusammen, später machen wir uns bettfertig, und Lloyd spielt noch Lego, während ich Kai vorlese. Danach lese ich mit Lloyd, während Kai neben uns einschläft. Bis ich merke, dass Lloyd gut allein einschlafen kann. Dann sage ich ihm, dass ich ihn sehr lieb habe und ich im Wohnzimmer bin, wenn was ist.

Morgens sagt Lloyd dann manchmal: „Ich will jetzt nicht in die Schule." Ich sage dann: „Ja, ich verstehe, dass Du das nicht willst, Du kannst das jetzt aber nicht ändern. Wir ziehen uns jetzt an und gehen raus." Im Auto hören wir dann seine Lieblingslieder, und an der Schule sagt er: „Tschüss, Papa, bis später!"

In stressigen Momenten kann ich aber auch aufbrausend sein. Das erinnert mich an meinen Vater. Mir ist es wichtig, dann den Kindern zu sagen: „Wenn ich Euch anschreie oder wütend bin, hat das nichts damit zu tun, dass Ihr etwas falsch gemacht habt, sondern nur damit, dass ich mit der Situation überfordert bin, dass das für mich eine sehr anstrengende Zeit ist. Ich hab' Euch sehr lieb und Ihr seid genau so richtig, wie Ihr seid. Ich darf eigentlich nicht schreien und will es beim nächsten Mal besser machen."

Sie müssen wissen, dass sie nie das Problem sind. Ich möchte ihnen, so gut es nur geht, eine schöne Kindheit schenken. Ich will ihnen aber auch nicht vorgaukeln, dass alles möglich ist und es keine Widerstände im Leben gibt, wenn es nicht so ist. Wenn ich jetzt sagen würde: „Ich halte den ganzen Stress von Dir ab – bleib einfach zu Hause, Du musst nicht in die Schule", was wäre das denn für ein Signal, das ich gäbe? Kein wirklich hilfreiches, wenn es darum geht, wie man Probleme lösen oder sich ihnen stellen sollte.

Was für ein Vater will ich also sein? Ich möchte ein Vater sein, bei dem die Kinder anständig groß werden und zu einer Selbstständigkeit finden, mit der sie irgendwann mal auf ihren eigenen Beinen stehen und sicher durchs Leben schreiten können.

Kontakt: vaterpaulberger1990@gmail.com

Ein Gefühl ist wie ein Kind ...

Ein Gefühl ist wie ein Kind,
das in uns lebt und weint und lacht,
Hunger hat und bemerkt sein will.
Wer zu seinem Gefühl zu oft sagt:
Sei still, ich habe jetzt keine Zeit für dich –
dessen inneres Kind sitzt eines Tages
in einer vergessenen Ecke und trauert,
wird krank und verkümmert.

Mit Gefühlen soll man umgehen,
wie man mit einem Kind umgeht.
Man sieht ihm freundlich zu und aufmerksam.
Man hört, was es klagt,
man leidet mit ihm, wenn es leidet.
Denn Gefühle sind die lebendigsten Kräfte in uns,
und keine andere Kraft in uns
bringt so Lebendiges hervor.

Ein Kind hat auch Wünsche,
berechtigte, gute, schöne,
die nicht zu erfüllen sind.
Dann nehmen wir es auf den Arm
und sind mit ihm traurig.
Aber wir schicken es nicht weg.
Ein Kind kann verstehen, dass es nicht alles haben kann.
Aber lieben muss man es,
ihm Mut geben und Fröhlichkeit,
und Raum, seine Kräfte zu regen.

Jörg Zink

Mark Kröner

Das Taschentuch

Wenn ich meine Gedanken zur Bedeutung des Vaterseins zusammenfasse, dann komme ich nicht um das Stofftaschentuch in meiner rechten Hosentasche umhin. Ich weiß, das wird den einen oder anderen schockieren, ekeln oder vor dem Hintergrund der neuen Sensibilität, was Viren, Keime und Krankheiten betrifft, auch entsetzen.

Es ist jedoch ein wichtiges Symbol.

Es verbindet mich mit positiven Gefühlen meinem eigenen Vater und meinen beiden Großvätern gegenüber. Es gibt mir auf eine seltsam konkrete Weise das Gefühl, in einer Reihe zu stehen. In einer Reihe von Männern, Vätern, Partnern, die ihren Beitrag leisteten und leisten, damit ich nun hier stehen kann.

Als Jugendlicher oder auch als junger erwachsener Mann war mir das überhaupt nicht bewusst. Als Kind erlebte ich die Handhabung und stille Präsenz des Taschentuchs in meiner Familie als etwas Natürliches, etwas Selbstverständliches.

Erst im Zuge meiner eigenen Vaterschaft stellte ich fest, was dieses kleine Stückchen Stoff für mich, meine Kinder und auch meine Frau zu bedeuten vermochte.

Das Taschentuch bedeutet Vorbereitetsein, Gerüstetsein für alles, was da kommen mag.

Es zeigt Verantwortungsgefühl und in gewisser Weise eine Weitsicht. Ähnlich dem sprichwörtlichen Briten, der stets den Regenschirm bei sich trägt, ist das Mitführen des Taschentuchs für mich als Papa Ausdruck eines Gewahrseins. Ich bin mir bewusst, dass sich unvermittelt eines der vielen Einsatzfelder eines Taschentuchs ergeben könnte.

Auf diese wichtigen Eigenschaften kann sich die Familie verlassen.

Diese Eigenschaften beanspruche ich für mich als Vater und Ehemann, jedoch steht in symbolischer Weise das Taschentuch für diese Verlässlichkeit.

Heute wird es von meinen jugendlichen Kindern nur noch in Ausnahmefällen in Anspruch genommen, jedoch führt es im Bedarfsfall immer noch zu Irritation und auch ein wenig Enttäuschung, sollte ich mal keines dabeihaben. Übrigens lässt sich das Stofftaschentuch in seiner Bedeutung nur sehr unzulänglich durch ein Papiertaschentuch ersetzen.

Mein Taschentuch vermag natürlich, auch Trost und Wärme zu spenden.

Wenn Schrammen und Kratzer erst mal notdürftig abgedeckt, abgetupft und Tränen getrocknet werden müssen. Wenn Kummer und große Gefühle aufgefangen werden wollen, gibt das väterliche Taschentuch der Seele Halt und dem inneren Prozess einen Ort des Ausdrucks.

Im Einsatz wird es manchmal derart beansprucht, dass es bis zur nächsten Wäsche nicht mehr als „mein Taschentuch" einsetzbar ist. Wenn beispielsweise blutende Wunden oder der Rotz eines kranken Kindes die weitere Verwendung verhindern oder das Taschentuch zum Segel eines Borkenschiffchens wird, bedeutet dieser Einsatz die reine Hingabe.

Ein sinnbildliches „Ich gebe mein letztes Hemd für Dich".

Wichtig bei all dieser Poesie des Unaussprechlichen ist, zu erwähnen, dass das Taschentuch einen wichtigen, reinen, zuweilen fast heiligen Status behält.

Es wäre beispielsweise nicht auszudenken, mit diesem Tuch das Auto zu putzen oder einen unsauber hinterlassenen Tisch in einer Wirtschaft abzuwischen.

Nicht nur aus Gründen des Anstands und der Hygiene würde ich das Familientaschentuch nie offen und unbeaufsichtigt herumliegen lassen.

Dazu ist es zu bedeutend; zu intim.

In einer Weise ist es die materielle Erscheinung des Familienbandes. Außerhalb unserer kleinen, fünfköpfigen, bluts- und rotzverwandten Truppe käme niemand auf die Idee, unser Taschentuch zu verwenden, ja nicht einmal darauf, es zu berühren.

Für die Familie bedeutet es: „Wir gehören zusammen."

Genau daran kann das Taschentuch auch erinnern. Ein Verweis auf das Tuch, ein Angebot im richtigen Moment erinnert daran: „Du bist nicht allein – es gibt diese kleine, feine Gemeinschaft, der Du angehörst. Deren Mitglieder alles für Dich tun. Auf die Du immer zählen kannst."

Bei jedem unserer drei Kinder gab es eine Phase, in der sie das Taschentuch einforderten, um es daraufhin zu behalten.

Auf diese Art wurden Fragen der Beziehung bewegt und ausgelotet.

Wie geht Papa mit meiner Frechheit, Forderung oder Aneignung um?
Holt er sich zurück, was ihm gehört, oder lässt er mich gewähren?
Welche Stimmung entsteht im Konflikt?
Was passiert, wenn ich Papas Taschentuch habe und ein Geschwister braucht es ebenfalls?
Was geschieht, wenn ich das Taschentuch missbrauche, es beispielsweise in den Dreck werfe?

Letztlich waren und sind solche Gelegenheiten immer mit der kindlichen Frage nach Werten verbunden und dem Interesse daran, zu erfahren, welche Möglichkeiten es gibt, diese zu vertreten.

Das Taschentuch ist hier bestimmt nicht das einzige Medium, um diese wichtigen Dinge greifbar zu machen. Aber in unserer Familie ist es nun mal da, wenn man es braucht.

Fast immer und fast überall.

Kontakt: mark@friedenstheater.de

Felix Falkenstein

Ein Wunder, dass aus dem Nichts dieses Menschenwesen kommt

Einstieg

Also für mich war schon immer klar, dass ich Kinder möchte: „Drei bis fünf", hab' ich immer gesagt. Da sind wir jetzt mit unseren sechs Kindern eins über dem gemeinsamen Nenner, und gerechter- oder ungerechterweise schon eins über meinem Maximum. Ich war 29, als ich das erste Mal Vater geworden bin. Es war von vornherein klar, dass wir das wollen. Bei uns waren alle auch wirklich Wunschkinder.

So ein besonderer Moment war natürlich immer der Schwangerschaftstest ganz am Anfang. Dieses „Wow, sind das zwei Striche?". Oft ja auch erst mal dieses Rätseln. Und auch immer relativ früh wieder der Wunsch nach einem kleinen Baby. Spätestens wenn die Kinder auf der Schwelle vom Baby zum Kleinkind waren, war immer der Wunsch: „Wir brauchen ein neues Baby!" Bei uns beiden. Also schon oft initial von meiner Frau. So auch beim ersten Baby – ich wär' zu dem Zeitpunkt nicht von mir aus auf die Idee gekommen – und irgendwie bei allen anderen auch. Aber es war jedes Mal so: „Ja, klar!"

Geburten sind für mich komplett positiv besetzt. Bis auf ganz kleine Ausnahmen, wenn meine Frau wirklich sehr gelitten hat. Da hab' ich natürlich auch ein ganzes Stück weit mitgelitten. Aber so unterm Strich waren das alles sehr, sehr intensive positive Erlebnisse. Und auch schon davor wahnsinnig faszinierend mit dem Bauchfühlen und den Bewegungen des Kindes. Das war schon sehr, sehr ergreifend. Es hat wirklich meine Seele so tief ergriffen wie wenig davor oder nichts davor. Ich hab' es ja sechs Mal erlebt, wenn das Baby im Bauch Bewegungen gemacht hat. Wenn meine Frau geschlafen hat und ich einfach ihren Bauch umfasst oder berührt habe und das so faszinierend fand, dass die Mutter schläft und das Baby voll aktiv ist und tritt und boxt und sich dreht. Das ist schon sehr ergreifend und faszinierend. Und dass quasi aus dem Nichts dieses neue Menschenkind kommt, das ist für mich einfach ein großes Wunder. Also diese Eizelle, geschweige denn das Spermium, da ist ja nichts von zu sehen. Und auch die Seele war vorher definitiv nicht hier auf der Erde. Sondern ist nach meinem Verständnis nicht neu, entwickelt sich auch nicht erst, sondern ist aus dem Himmel nach vielen Leben wieder zurückgekommen auf die Erde. Auf jeden Fall war alles nicht hier – und dann ist es plötzlich hier. Erst ganz klein und dann wird es immer größer und dann kommt da so ein kompletter, funktionierender kleiner Mensch raus. Der irgendwie völlig hilflos ist, aber trotzdem schon ganz viel kann. Schreien und sich bewegen. Und Atmen kommt ja auch noch so krass dazu. Auch die Verdauung. Alles Dinge, die vorher im Bauch der Mutter nicht notwendig waren. Deswegen ist der Darm mit diesem Pechzeug gefüllt, weil keine normale Verdauung stattgefunden hat. Auch kein Atmen. Das alles ist schon auch Wahnsinn … Also das fand ich schon immer sehr faszinierend und berührend. Und auch bei jeder weiteren Schwangerschaft. Ich hab' ja auch immer versucht, mir das vorzustellen: Dieses Baby im Bauch, wenn da dieser Zellhaufen anfing zu wachsen. Wir haben uns auch immer wieder Bilder angeschaut und Animationen und was es so gibt: „Jetzt sieht das Baby wie ein Gummibärchen aus", wie das alle Eltern oder fast alle machen. Aber das ist immer so ein ganzes Stück abstrakt geblieben. Selbst wenn ich es fühlen konnte durch die Bauchdecke. Und dieses Wunder ist nicht weniger geworden von Kind zu Kind, sondern das ist eher mehr geworden. Das ist mir eher mehr bewusst geworden. Das ist doch auch was sehr, sehr Heiliges, oder?

Das erste Kind

Beim ersten Kind war gerade mein Studium kurz vorm Ende. Also es war absehbar und uns war wirklich bewusst, dass wir ein Kind zeugen wollten und dass wir gedacht haben: „Okay, da ist dann das Studium zu Ende und ich steige in den Job ein, und dann verdiene ich ja dickes Geld!" Tatsächlich hatten wir dann zwar noch die ärmste Zeit, haben es aber trotzdem nicht bereut. Es hat ziemlich schnell geklappt, nachdem wir gesagt haben: „Wir wollen gern ein Kind." Die Schwangerschaft war wegen dieser ganz extremen Schwangerschaftsübelkeit zum Großteil furchtbar. Da hat sich meine Frau wirklich teilweise die Seele aus dem Leib gekotzt, auch mit Infusionen beim Arzt und so. Wir hatten gehofft, dass der Jona nicht zu spät kommt, weil der Geburtstermin schon nach meinem Jobeinstieg gelegen hätte, und ich dachte: Da direkt am Anfang, dass ich dann immer weg bin bzw. dass ich was verpasse, das ist dann ziemlich blöd. Deswegen haben wir gehofft, dass er ein bisschen früher kommt, und hatten das auch mit der Hebamme besprochen: „So, *jetzt* wäre wirklich gut." Die hat dann was gemacht, die Eihaut abgepellt und so irgendwie. Auf jeden Fall was gemacht, was die Geburt ausgelöst hat. Das war im Nachhinein echt ein bisschen gemein, weil er wahrscheinlich noch nicht bereit war für die Geburt und ihm das doch ziemlich Druck gemacht hat, im wahrsten Sinne des Wortes. Was man vielleicht auch jetzt noch merkt, dass er sich schnell unter Druck gesetzt fühlt und darauf hilflos reagieren kann oder aggressiv oder beides. Also das war nicht gut, dass wir das gemacht haben. Auf jeden Fall gingen kurz danach schon die Wehen los, die immer regelmäßiger wurden. Ich war einfach nur total aufgeregt, total aufgeputscht. Wir sind dann spazieren gegangen, um die Wehen zu veratmen, und haben die Zeitabstände gemessen. Dann kamen uns noch unsere Vermieter entgegen, und da meinte die Frau: „So, geht's jetzt los?" – „Ja, wir fahren jetzt in die Klinik." – „Na ja, schönen Abend noch." Die war echt 'n bisschen komisch. Ja, dann sind wir in die Klinik gefahren, da ging es schon ganz schön zur Sache auf der Fahrt. Die Hebamme, die wir hatten und die dieses Gemeine mit dem Abpellen gemacht hat, war Beleghebamme und war dann mit dabei. Das fand ich auch total spannend, dieses In-die-Klinik-Einchecken und diese ganz positive Aufregung. Ich habe dann meine Frau ein bisschen versucht zu unterstützen. Dann ging es aber irgendwie nicht so richtig weiter. Und dann meinten sie, sie könnten mal eine Entspannungsbadewanne einlassen und vielleicht aber auch irgendein Mittel geben, was das beschleunigt. Weil es schon auffällig war, dass es nicht voranging. Ich weiß das gar nicht mehr ganz genau, aber es ist jetzt auch schon bald 16 Jahre her. Und dann ging es schnell los, also wahrscheinlich auch durch dieses Medikament. Was wahrscheinlich auch wieder nicht so toll war, da so einzugreifen. Jedenfalls ging der Muttermund innerhalb von einer Wehe auf zehn Zentimeter auf. Da war auch die Hebamme total perplex, also es war richtig krass. Ja und die Geburt war echt schlimm, das war so wirklich dieses Klassische: Zuerst sollte meine Frau es mit Geburtshocker versuchen, das hat dann aber nicht geklappt, also sollte sie sich dann doch aufs Bett legen in diese Klischee-Geburtsposition, die eigentlich ungünstig ist. Ich habe sie dann von der Seite begleitet. Ich weiß noch, weil die im Geburtsvorbereitungskurs gesagt haben, dass man auch die Frau ruhig mal so ein bisschen anfeuern kann, dass ich mir das echt zu Herzen genommen und wohl ein bisschen übertrieben hab': „Ja, super!" oder „Schön reingehen in die Wehe!" und keine Ahnung, so trainermäßig. Meine Frau hat irgendwann mal gesagt, dass ich sie damit genervt habe. Dass sie gedacht hat, ich solle die Schnauze halten.

Das Nach-Hause-Kommen war echt krass. Da habe ich diese Verantwortung plötzlich gemerkt, die irgendwie viel zu groß und komplett nicht tragbar war. Das war heftig. Weil vorher im Krankenhaus natürlich alle mitgeschaut haben. Da hatte ich so das Gefühl: „Die Verantwortung haben ja eigentlich eher die." Zu Hause war das aber irgendwie so: „Jetzt haben wir die Verantwortung über dieses Würmchen." Er hat total viel geschrien und, boah, das war schon schlimm. Das kleine Würmchen. Da bin ich dann die ganze Zeit mit ihm rumgelaufen, stundenlang auf dem Sitzball rumgehüpft und so. Man musste wirklich ganz, ganz heftig hüpfen, dann ging es meistens. Das passt auch total gut zum Jona, der braucht auch jetzt immer noch die Action und das Rumhüpfen, um irgendwie zufrieden zu sein.

Und dann ging auch der Job relativ bald los. Da sagte ein neuer Kollege, als ich das mit der Geburt erzählt habe: „Ja, das ist viel, viel wichtiger als hier dieser Job." Ich fand es damals toll, dass er das so gesagt hat. Es war aber auch schwer, das so zu sehen, weil der Job natürlich schon auch wichtig und herausfordernd war. Ich war wirklich sehr viel weg, musste weit pendeln. Eine Weltreise mit dem Zug. Den habe ich aus Kostengründen genutzt. Das hat mich schon viel gefordert. War alles nicht so einfach. Wir haben sicherlich auch einiges falsch gemacht. Am Anfang wollten wir ihn ja auch in die Wiege ablegen. Wir hatten so eine wunderschöne Holzwiege. Und da hatte ich, das weiß ich noch, einen Bademantelgürtel dran gebunden. Weil ich auch im Bett liegen und nicht die ganze Nacht im Kalten neben dieser Wiege stehen wollte. Ich hab' damit diese Wiege hin- und hergeschaukelt, und er hat trotzdem geschrien und geschrien. Also so lange haben wir ihn nicht in dieser Wiege schreien lassen. Aber das können wir heute irgendwie kaum nachvollziehen. Ja, und dann ist das kleine Baby langsam herangewachsen und größer geworden.

Das zweite Kind

Das zweite Kind kam schon relativ bald. Jona war zweieinhalb, als die Rauni gekommen ist. Wir waren auch bereit für das nächste Baby. Mit der Hausgeburt weiß ich gar nicht ... ich hab' jetzt noch mal darüber nachgedacht, wie wir eigentlich darauf gekommen sind: Mir hatte mal einer erzählt, dass die Hausgeburt gemacht haben und dass die Hebamme eigentlich gar nichts gemacht hat, sondern sie hat ihm gesagt, was er machen soll. Die haben wirklich gemeinsam alleine, nur mit Begleitung der Hebamme, dieses Kind auf die Welt gebracht. Das war so faszinierend und er hat es auch so strahlend und glücklich erzählt, dass ich damals schon dachte: „Wow, das will ich auch!" Ich hatte aber auch gedacht: Beim ersten Baby nicht ernsthaft. Aber beim zweiten war schon relativ klar, dass wir das wollten. Von irgendjemandem hatten wir den Kontakt und sind zu einem Infoabend. Die haben dann die Ängste, die ganz viele haben, dass es weniger sicher ist als in der Klinik und so, sehr plausibel widerlegt. Weil der Mangel, dass man nicht so schnell im OP oder der Chefarzt nicht so schnell da ist wie in der Klinik, wettgemacht wird, weil die Betreuung durch die Hausgeburtshebamme viel, viel besser ist als in der Klinik. Teilweise ist es ja richtig schlimm in der Klinik, wo eine Hebamme zwei Geburten gleichzeitig betreuen muss. Zum Glück haben wir das nicht erlebt, aber es ist oft die Regel. Und in der Klinik wird auch viel öfter schneller interveniert. Wie es auch beim Jona überhaupt nicht gut war, dass die mit den Wehenfördermitteln und sonst was nachgeholfen haben. Da wird sehr viel interveniert, der natürliche Geburtsprozess wird gestört und dadurch werden auch viele Probleme ausgelöst, die dann auftreten. Das war sehr, sehr spannend und hat uns überzeugt, und es war echt krass, als die Hebamme das erste Mal da war. Das war so dieser Unterschied von Tag und Nacht, weil sie erst mal meine Frau fragte: „Darf ich mal das T-Shirt hochmachen?" und dann mit dem Baby im Bauch gesprochen hat: „Hallo Baby, ich bin die Leni!" Ich weiß ja bis heute nicht, ob das Baby das wirklich wahrnimmt, aber ich weiß, dass es bei uns was gemacht hat. Es war so krass, diese Achtsamkeit und mit einem Holzstethoskop und zu Hause auf dem Sofa. Das war der Hammer. Das hat uns so geflasht! Wir hatten nämlich davor Frauenärzte, die uns Angst gemacht haben. Dass da was nicht stimmt. Dass das Risiko einer Frühgeburt größer wäre, so richtig früh. Das war so beängstigend und beklemmend, wir waren so richtig in der Angstspirale.

Wir haben ein Babykleidchen gekauft, aber die Freude konnte überhaupt nicht aufkommen, weil einfach diese Angst so lähmend war, also ganz komisch diese Ärzte. Und dann kam die Leni, die Hebamme, und hat sich die Ultraschallbilder angeguckt und konnte die Sorge mit der Frühgeburt direkt widerlegen. Das war komplett wie „poff!" – als wenn sie eine Nadel in den Luftballon gestochen hätte. Sie saß da bei uns auf dem Sofa und alle Ängste waren komplett weg. Das war echt ein Erlebnis, die Begleitung von ihr war einfach so schön, so achtsam und mit so viel Wissen auch, also es war einfach richtig, richtig toll.

Diese Schwangerschaft war auch mit Übelkeit verbunden, aber weniger als beim Jona, und auch ansonsten insgesamt schon irgendwie besser. Die Geburt selber: Es war sehr heiß an dem Tag. Wir haben in einem Haus zur Miete gewohnt und mittags merkten wir, dass da irgendwie was passierte, und dann hat meine Frau die ersten Wehen im Garten unterm Zwetschgenbaum veratmet und ach, das war so richtig toll. Und ich hab' noch ein Tragetuch drangehängt, wo sie sich bei den Wehen oder zwischen den Wehen reinhängen konnte.

Ich hatte so das Gefühl, aber meine Frau meinte: „Das geht noch nicht los!" Da hab' ich die Hebamme irgendwann heimlich angerufen. Sie hat sich sofort auf den Weg gemacht und kam auch genau richtig. Wir hatten ein Geburtszimmer vorbereitet, wir sind auch ziemlich direkt dahin und letztendlich wurde Rauni auf die Welt gesungen. Meine Frau fing an, Töne zu machen, die nicht nur einfach normale Wehen waren, sondern es war so melodiös, also nicht richtig melodiös, aber es waren verschiedene Töne. Leni saß vor ihr auf dem Geburtshocker, ich hinter ihr im Rücken und sie hat die ganze Zeit der Hebamme in die Augen geschaut, das hat sie irgendwie total gebraucht, und wir haben echt zu dritt da gesungen und es war eine geniale Geburt. Es war so gut wie ohne Schmerzen und war einfach nur wunderschön, auch für meine Frau und für mich ja so-

145

wieso. Es war unglaublich. Und dann noch die Achtsamkeit danach, als das Baby da war. Leni hat es aufgefangen und einfach nur auf die Unterlage gleiten lassen, sodass meine Frau sie selbst nehmen konnte. Nackt auf den Bauch mit Nabelschnur, und wir haben ewig gewartet, bis ich dann abnabeln durfte. Dafür haben wir bei allen Hausgeburten nie diese Plastikklemmen benutzt wie in der Klinik, sondern selbst gehäkelte Bänder. Und dann kam der anthroposophische Kinderarzt extra hergefahren. Es war so toll, also es war wirklich nur Begeisterung pur über diese wunderbare Hausgeburt und dieses wunderbare Mädchen, das zu uns gekommen ist.

Das dritte Kind
Dann verging auch nicht so viel Zeit, wir haben das Haus gekauft und sind eingezogen. Für Bens Geburt hatten wir dann das Problem, dass die Hebamme Leni selber schwanger war und wir niemanden hatten, der Hausgeburt gemacht hätte. Die nächste Möglichkeit, die wir gefunden haben, war eine Hausgeburtspraxis total weit weg, aber die haben krasserweise gesagt, sie machen das. Wir hatten natürlich ein bisschen Angst, dass Anfahrt oder Berufsverkehr ein Problem sein könnte, war es aber letztendlich nicht. Die Schwester meiner Frau durfte bei der Geburt dabei sein. Und Jona durfte dabei sein. Rauni war, glaube ich, im Kindergarten. Es ging frühmorgens los oder abends/nachts schon. Wir hatten natürlich von Raunis Geburt so die Erwartungshaltung und die Hoffnung, dass es wieder genauso toll und unproblematisch wird wie bei ihr. Die Geburt war bei uns unten im Wohnzimmer. Eine der Hebammen hat das auch gefilmt und Fotos gemacht. Das waren natürlich schon krasse Fotos. Das Setting war für meine Frau aber auch krass, weil so viele Zuschauer da waren. Das war im Rückblick ganz klar zu viel, dass Jona, die zwei Hebammen und die Schwester dabei waren. Und ich. Es war heftig. Die Geburt war am Ende sehr schmerzhaft und ging auch nicht so gut voran. Es war krass im Kontrast zu Raunis Geburt, weil dieses schmerz-

freie, fast schon orgiastische In-die-Welt-Singen nicht noch mal war. Davon abgesehen verlief die Hausgeburt aber wieder genauso achtsam, wie wir das kannten und liebten.

Das vierte Kind

Und dann kam Finn. Da hatten wir die Christa als Hebamme direkt um die Ecke, auch eine ganz tolle Frau, mit der wir echt super-, superglücklich waren. Damals hatten wir einen Geburtspool organisiert. Das war schon ein ganz schöner Aufwand. Erst mal die Überlegung mit der Statik und wo wir den hinstellen können, so mit dem Gefühl: „Hoffentlich hält das." Und dann war es voll stressig, diesen Pool mit warmem Wasser mit dem Schlauch aus dem Bad vollzukriegen, weil das Wasser von der Heizung natürlich nicht gereicht hat. Dann musste ich Töpfe aufsetzen und war die ganze Zeit, als es losging, damit beschäftigt, den Pool zu füllen. Und als der so weit voll war, war meine Frau mit mir zusammen im Pool, und es war auch ganz gut so für die Vorphase. Als es aber weiterging, wollte sie unbedingt raus aus dem Pool. Es war dann, wie beim ersten Kind im Krankenhaus, wieder nichts mit der erträumten Wassergeburt. Sie wollte raus aus dem Pool und hat sich im Bad verschanzt, wie eine Bärin in der Bärenhöhle. Es durfte niemand rein. Nur die Christa hat mal kurz reingeschaut, aber sie wollte da wirklich alleine sein. Ich habe irgendwann mal ganz vorsichtig ins Bad gefragt, doch mit: „Hau ab!" hat sie mich weggeschickt. Es war quasi eine Alleingeburt. Das war die einzige Geburt, bei der ich gar nicht richtig dabei war. So poetisch vor der Kloschüssel kniend kam der Finn und hat wohl, als der Kopf draußen war, schon geredet, also Geräusche gemacht. Ganz am Ende kam die Christa zum Auffangen rein.

Das fünfte Kind

Der Nico hätte eigentlich später kommen sollen, er war zu dem Zeitpunkt auf jeden Fall noch nicht Wunschkind. Er wollte wirklich kommen. Das war auch nur möglich, weil der Finn so ein pflegeleichtes Baby und Kleinkind war. Finn und Nico haben einen Abstand von unter zwei Jahren. Diese Geburt war wieder mit Christa und es war ein Tag, an dem es in Strömen geregnet hat. Die Kinder waren wegorganisiert. Ich hab' sie hingebracht und musste noch 'nen Kaffee trinken und mich dann rausschleichen, damit Finn bleibt, der war ja noch voll klein. Das war irgendwie komisch und als ich zurückkam, da war die Geburt schon voll im Gange, oben im Obergeschoss im Flur. Und dann war das Fiese, dass es am Ende einfach nicht lief. Von den Wehengeräuschen und von der ganzen Situation her dachte ich, dass er kommt, als meine Frau im Türrahmen stand. Aber er ist einfach nicht gekommen und das war echt krass, Ewigkeiten ist er einfach nicht rausgekommen. Das war so heftig für meine Frau. Irgendwie hatte der sich am Beckenknochen verklemmt. Irgendwann hat die Christa gefragt, ob sie ihm mit dem Finger oder mit der Hand den Weg so ein bisschen leiten kann, und das hat echt schnell geklappt. Das hätte sie viel früher machen müssen, denn das war schon traumatisierend für meine Frau. Weil es echt so sehr grenzwertig war, dass es einfach so gar nicht voranging, obwohl er eigentlich schon längst hätte da sein müssen. Das Vorher und Nachher war alles toll. Auch wieder schön, so muckelig im Winter mit Wochenbett und schön warm machen. Für mich war die Wochenbett-Zeit schon auch immer heftig, weil ich wirklich alles ganz alleine managen musste. Trotzdem war Wochenbett immer eine ganz, ganz besondere Zeit. Also ich habe das jedes Mal, auch wenn es mit mehr Kindern zunehmend stressig wurde, sehr genossen. Die Zeit, die ich da oben bei meinen Liebsten war – das war schon was ganz, ganz Besonderes, Heiliges. Hab' meine Frau auch ein Stück weit beneidet, dass sie so lang einfach im Bett liegen kann und verwöhnt wird.

Das sechste Kind

Jetzt fehlt nur noch der Lias, und das war die Kaiserschnittgeburt. Weil die Geburt von Nico so traumatisierend war, ging es in der Schwangerschaft von Lias Ewigkeiten hin und her. Mit der Frage „Wie kann das jetzt gehen?" und den Ängsten war der Gedanke an Kaiserschnitt schon relativ früh da. Gleichzeitig war da aber auch der Gedanke: „Das geht ja aber gar nicht, nach den Hausgeburten Kaiserschnitt!?" Ja und letztendlich war es voll gut. Also es war wirklich ein ewiges Hin und Her, natürlich wurde viel in Erwägung gezogen. Wir haben uns dann für eine anthroposophische Klinik entschieden. Das war etwas umständlich, weil die Strecke natürlich schon ein Eckchen ist. Und dann ist ganz früh morgens die Fruchtblase geplatzt und wir sind losgefahren und gerast mit teuren Knöllchen auf der leeren Autobahn – die trotz Schicken der Geburtsanzeige nicht erlassen wurden, egal. Als wir da waren, haben sie zuerst gesagt: „Sollen wir es nicht doch natürlich probieren?" Aber es war schnell klar, dass es nicht geht und bei den Wehen einfach so eine Welle von Angst und Panik kommt. Dann war schnell die Entscheidung da, dass jetzt der Kaiserschnitt gemacht wird. Und das war verrückterweise auch ein cooles Erlebnis, auch für meine Frau. Irgendwie war das Ganze völlig positiv besetzt. Und als die Bauchdecke aufgerissen wurde – denn die reißen, damit es besser verheilen kann, als wenn man schneidet –, meinte sie: „Das ist ja lustig, das wackelt wie auf der Achterbahn." Das war richtig skurril. Ich saß hinter dem Kopf meiner Frau und es war zum Glück noch ein Tuch dazwischen, sodass ich nichts sehen konnte, aber ich war auch so voll im Vertrauen: „Die Ärzte machen das." Es ging alles tadellos und ja, es war krass. Und so das Ganze in dieser anthroposophischen Klinik, auch diese Achtsamkeit, die im Vergleich zu anderen Kliniken tendenziell da ist, das war schon gut. Da war das Wochenbett natürlich anders, das war für mich schon entspannt. Zumindest bis wir nach Hause gekommen sind. Auf der Heimfahrt sind wir dann auf der Autobahn in eine Vollsperrung hineingefahren. Das war schon eine Tortur für meine Frau so kurz nach der Geburt, blöde Geschichte, aber na ja. So war das eben damals.

Abschluss

Die ganze Babyzeit ist einfach jedes Mal eine ganz, ganz wunderbare, heilige Zeit. Also dieses Gefühl mit diesem Würmchen, dieser Duft. Das ist ja auch etwas Unbezahlbares, wo wir schon oft gesagt haben: „Das als Parfum eingefangen, damit kann man Millionen verdienen." Also man kann ja nichts Besseres riechen als ein Neugeborenes! Und ja, diese Zauber, die von diesen Wesen ausgehen, die einfach noch ein ganzes Stück weit im Himmel sind, sage ich jetzt einfach mal. Ja, wir kommen einfach als ein Stück Himmel auf die Erde und wissen noch, wo wir herkommen.

Ja, und natürlich das Vatersein selbst. Es war für mich immer ein ganz besonderer Moment, wenn ich das Baby das erste Mal ins Tragetuch nehmen durfte. Das war für mich jedes Mal eine ganz besondere Zeit mit dem Baby im Tragetuch, wobei ich das Gefühl hatte: Ich kann jetzt so ein bisschen, ein Mini-Mini-Stückchen im Ansatz die Schwangerschaft als Vater nachholen. Weil ich die Babys immer viel mehr im Tragetuch hatte als meine Frau. Und ich hatte sie auch nachts im Tragetuch, dann habe ich mich mit ihnen auf die Couch gelegt, in einer halb aufrechten Position oft, weil sie unruhig wurden, wenn ich mich flach hingelegt habe. Deswegen habe ich so im 45-Grad-Winkel geschlafen, wo ich sonst auch nie denken würde, dass ich das könnte, und natürlich nur auf dem Rücken – das ging aber echt gut. Also ich meine: Ich war natürlich auch müde, ich habe meistens nicht allzu viel Schlaf bekommen. Das war für mich also echt immer was ganz Besonderes, diese Tragetuchzeit. Ja und natürlich dieses Feiern, wenn die Kinder das erste Mal das Köpfchen heben und sich ein bisschen fortbewegen und mit Krabbeln oder Robben anfangen, und die ganzen Schritte bis zu den ersten Wörtern und zu den ersten richtigen Sprüngen mit dem Fahrrad oder Surfbrett oder so. Oder Rauni, die jetzt ihre Akrobatik macht. Die sind schon ganz toll geworden, sodass ich jedes Mal einfach total stolz bin auf meine Kinder.

150

Es ist aber schon mit sechs Kindern einfach eine Unmöglichkeit, allen Kindern gerecht zu werden. Wir haben sicherlich auch einiges falsch gemacht. Aber es ist ja auch die Frage, wann wird man – ich sag' jetzt bewusst: man(n) –, also *als Vater* überhaupt seinen Kindern gerecht? Komischer Begriff „gerecht werden", aber da ist schon so dieses Gefühl: „Ich hätte eigentlich gerne mehr Zeit, um sie noch mehr, noch bewusster zu begleiten." Andererseits muss es auch gar nicht sein, so stundenlang neben einem spielenden Kind zu sitzen. Da bin ich so froh, dass die sich gegenseitig haben und dass sie wirklich richtig Freude miteinander haben. Ich meine, das ist wirklich auch das Tolle bei einer Großfamilie, bei so vielen Kindern, dass die so viele Spielpartner haben.

Das alles ist wirklich Liebe pur. Also der ganze Vorgang, alles, ist pure Liebe. Das ist der Inbegriff der Liebe. Unmittelbare Liebe. Dieses Unschuldige und dieses Absolute, also bei mir ist das so. Und mir kam nie der Gedanke, dass man die Liebe irgendwie aufteilen müsste auf die Kinder und sie damit kleiner werden würde. Weil das gerade das Wunder der Liebe ist, dass sie bei weiteren Kindern nicht geteilt wird und damit weniger wird. Sogar bei sechs Kindern nicht. Es wird nicht weniger Liebe für das erste Baby, das zweite und das dritte. Die Liebe verändert sich nur, wenn die Kinder größer werden, jetzt so in Jonas' und Raunis Alter, sie werden dann einfach selbstständiger und da wird die Liebe auch anders. Sie ist nicht kleiner dadurch, aber sie verändert sich, so empfinde ich das.

Und natürlich stellt sich auch immer die Frage: Wann greift man bei einem Konflikt ein und wann lässt man es sein? Ja, es gibt viele spannende Erziehungsfragen, die natürlich auch herausfordernd sind. Wie ist der richtige Umgang mit Kindern? Was ist das Richtige für sie? Was brauchen sie? Das finde ich schon sehr, sehr anspruchsvoll. Ich denke aber auch immer wieder: Das Richtige ist wahrscheinlich genau das, was wir machen, zumindest ein Stück weit. Weil das auch das ist, was sie sich damals im Himmel ausgesucht haben. Was jetzt keine Entschuldigung dafür ist, ein Assi-Vater zu sein. Aber wenn man irgendwie den Anspruch hat, alles perfekt zu machen, kann man ja nur scheitern. Ich denke, die allermeisten, wenn nicht alle, versuchen doch, es möglichst gut zu machen. Ich weiß nicht, ob wirklich alle – keine Ahnung. Jedenfalls die, die ich kenne. Ich glaube, die meisten versuchen schon, es möglichst gut zu machen. Bei allen Herausforderungen auf verschiedenen Ebenen sind meine Kinder das, was für mich ganz zentral den Sinn des Lebens bedeutet.

Anonymisiert, Kontakt über: Shevek.K.Selbert@gmail.com

Wolf Luetje

Junger und alter Vater
in einem Leben

Meine sieben Kinder sind zwischen 40 und neun Jahren alt.

Vier Jungs hatten den jungen, die drei Mädchen den alten Vater.

Was würden sie wohl sagen?

Die Jungs erinnern sich an den reiselustigen, sportlichen, kreativen Kauz mit Gitarre am Lagerfeuer.
Ihnen wurden bis zum Erreichen der zahlreichen Berggipfel Bücher vorgelesen.

Die Mädchen begegnen eher körperlichen Einschränkungen bei mehr Gelassenheit.

Die Neunjährige musste mich fast vom Watzmann tragen. Das Kauzige und die Gitarre sind geblieben.

Alle würden sagen, dass ich mich den Umständen entsprechend ganz gut um sie und unseren Haushalt gekümmert habe.

Elternzeit und Homeoffice in Coronazeiten – das war auch beruflich immer drin.
Was hab' ich von den Kindern gelernt?

Schwingungsfähigkeit, nicht nachtragend zu sein, sich gut organisieren, alles überblicken, lachen, spielen, immer in die Schule gehen, lebenslanges Lernen, sich selbst zu erkennen, in den eigenen Spiegel zu sehen ... fast alles Wichtige also!

Was für ein Geschenk!

Kontakt: wolf.luetje@geburts-coach.de

Henri

Vater von zwei Söhnen sein ist turbulent, aber sehr erfüllend

Ob man als Vater bei der Geburt dabei ist, muss jeder selbst entscheiden. Für viele ist es ein prägendes, wichtiges Ereignis, andere sind damit sehr überfordert. Ein paar Fragen, die man sich stellen kann, sind:

Will ich es miterleben, wenn mein Kind zur Welt kommt?

Kann ich Blut sehen?

Möchte und kann ich die Frau in diesem schweren Moment unterstützen oder bin ich selbst überfordert, wenn ich sie leiden sehen muss?

Braucht und wünscht sie sich diese Unterstützung?

Geburtsvorbereitungskurse helfen bestimmt sehr, die Geburt zu planen und solche Entscheidungen zu treffen. Inzwischen gibt es auch häufig eine separate Männerrunde, in der Meinungen, Vorstellungen und Wissen ausgetauscht werden, angeleitet von einer Hebamme.

Die Rolle des Vaters bei der Geburt

ist keine Hauptrolle. Man begleitet, unterstützt, gibt Kraft und Sicherheit. Und wenn die Frau es wünscht oder das Personal es anordnen sollte, zieht man sich zurück. Man kann zwischendurch immer wieder einmal fragen, ob sie etwas Leichtes essen oder etwas trinken möchte. Zumindest in der Anfangsphase kann das sehr hilfreich sein, damit die Frau später weniger unter schwindenden Kräften leidet. Gegen Ende der Geburt wird sie wahrscheinlich nichts mehr zu sich nehmen wollen. Für einen selbst ist übrigens auch ein kleiner Snack zwischendurch hilfreich – niemand hat etwas davon, wenn der Vater bei der Geburt das Bewusstsein verliert. Traubenzucker ist sehr hilfreich, Flüssigkeit auch.

Für mich war die Geburt ein sehr prägendes Erlebnis, das ich nicht vermissen möchte. Es hat uns zusammengeschweißt. Wir haben davor viel abgeklärt, meine Partnerin hat mir erzählt, wovor sie Angst hat und was sie nicht erleben möchte. Ich konnte sie unterstützen und ihre Wünsche gegenüber dem Krankenhaus vertreten.

Wir waren noch nicht lange zusammen; als das erste Kind geboren wurde, haben wir noch nicht einmal zusammengelebt. Also haben wir ihre kleine Wohnung vorbereitet, alles Nötige besorgt und organisiert und waren gespannt auf das, was kommen würde.

Beim Geburtsvorbereitungskurs gab es ein Treffen mit den Vätern, bei dem besprochen wurde, in welcher Form man die gebärende Partnerin unterstützen kann: als vertraute Person dabei sein, ihr Sicherheit geben, dafür sorgen, dass sie sich nicht alleine fühlt. Während die Frau bei der Geburt „neben sich steht", einen klaren Kopf behalten. Sie versorgen, mit allem, was sie braucht. Wir haben erfahren, wie ein Notfall-Kaiserschnitt stattfindet, und vermutlich alle gehofft, dass wir das nicht erleben müssten.

Wir haben auch erfahren, dass viele Frauen im Verlauf der Geburt in sich gekehrt sind, auf ihren Körper hören wollen und nicht bereit sind für menschliche Interaktion. Selbst Hebammenschülerinnen, die ihre ersten Geburten erleben, fühlen sich wohl manchmal von einer Gebärenden persönlich massivst abgelehnt – das ist nicht persönlich gemeint, die Frauen entschuldigen sich zum Teil nach der Geburt dafür, wie sie sich verhalten haben.

Ich habe mich nach dem Kurs gut vorbereitet gefühlt und hatte ein gutes Gefühl, was die Partnerschaft, das Aufziehen des Kindes und das Zusammenleben anging. Die Geburt dagegen war ein bevorstehendes Ereignis, das im Nebel der Zukunft lag und das man nur auf sich zukommen lassen konnte – halb mit Freude, halb mit ungewisser Spannung. Es gab natürlich noch viel zu erledigen, deswegen durfte sich das Kind ruhig etwas Zeit lassen.

Drei Tage vor dem Geburtstermin haben gegen 12 Uhr die Geburtswehen angefangen. Wir sind recht entspannt zusammen ins Krankenhaus aufgebrochen, die Wehen lagen noch sehr weit auseinander. Das Personal, das wir anriefen, meinte, wir könnten uns trotzdem langsam auf den Weg machen. Vorher habe ich noch ihre und meine Eltern informiert. Im Krankenhaus angekommen, wurden wir auf der Station aufgenommen, danach gab es noch mal eine kleine Runde durch den Park. Gegen späten Nachmittag sind wir dann im vergleichbar gemütlich eingerichteten Kreißsaal geblieben. Sie hat ein Bad genommen. Als ich nach einer Weile zu ihr hereingeschaut habe, war sie in diesem „ablehnenden" Modus angekommen. Sie hat mich angeschaut wie einen Fremden und gesagt, dass sie gerade alleine bleiben möchte. Sie wollte fühlen, was in ihrem Körper vorgeht, hat sie mir später erzählt. Ich habe mich in den Kreißsaal gesetzt, abgewartet, was weiter passiert, und Kräfte gesammelt.

Nachdem sie aus dem Bad gekommen war, gab es eine Untersuchung. Die Geburt ging erst mal recht gut voran. Sie hatte sich aufs Bett gelegt, ich war an ihrer rechten Schulter.

Dann trat allerdings ein Geburtsstillstand ein. Die Gebärmutter hat die Geburt nicht weitergebracht, das Kind, das normalerweise aktiv an der Geburt mitwirkt, hat sich nicht gerührt. Dieser Zustand dauerte ein paar Stunden.

157

Nach Mitternacht kam dann die Feststellung, dass „grünes Fruchtwasser" aufgetreten ist. Das bedeutet, für die Geburt ist nicht mehr viel Zeit, da Vergiftungsgefahr für das Baby auftreten kann. Jetzt kam die Ansage, dass eventuell ein Kaiserschnitt stattfinden wird.

An dieser Stelle habe ich – auf verzweifelten Wunsch meiner Partnerin – mit der Hebamme diskutiert, ob sie uns noch etwas mehr Zeit geben könnte. Sie hat mich sehr skeptisch angesehen, aber dann bewilligt, dass noch eine halbe Stunde Zeit gegeben werden kann. Sie hat uns während dieser Zeit ausruhen empfohlen und einen Lagenwechsel vorgeschlagen.

Eine halbe Stunde später meinte sie, dass sich die Situation verbessert hätte – jedenfalls würde sie mit uns eine natürliche Geburt versuchen. Meine Partnerin hat sich auf den Rücken gelegt, ich sollte meinen Arm in eine Kniekehle legen und sie bei jeder Wehe Richtung Kopf heben, die Hebamme hat auf der anderen Seite das Gleiche gemacht. Auf diese Art haben wir nach einer halben Stunde großer Anstrengung die Geburt erfolgreich zu Ende gebracht. Das Baby wurde ihr auf den Bauch gelegt und hat sie mit einem uralten Blick angeschaut. Meine Partnerin hat einen Schrei ausgestoßen, in dem Augenblick wurde anscheinend die Verbindung hergestellt. Kurze Zeit später wurde mir eine Schere in die Hand gedrückt, mit der ich halb abwesend die Nabelschnur durchschnitt. Wichtiger war in dem Augenblick das Wohlbefinden der beiden; und nach den vergangenen Stunden war ich froh, dass nun alles überstanden schien. Wir haben ein Foto für die Mutter meiner Partnerin gemacht, das auch für die spätere Geburtsnachricht an die übrige Verwandtschaft und Freunde verwendet wurde. Auf dem Bild wirkte das Kind wie frisch aus den Sternen gefallen: Halbdunkle Umgebung, eingewickelt in ein beiges Handtuch, die Haut rosig mit ein paar Blutspuren dazwischen, das Gesicht im Profil, das fast schwarz wirkende Auge weit aufgerissen mit einem hellen Punkt, in dem irgendetwas reflektierte. Und wie Handys manchmal sind, aus irgendeinem Grund steht das Bild auf dem Kopf.

Aber das verstärkt die zum Teil unwirkliche Stimmung, die die ganze Situation hatte. Auf der anderen Seite war alles so wirklich und präsent, wie es kaum mehr sein könnte.

Es gab dann diverse Untersuchungen, bei denen ich zum Teil nach draußen gehen sollte. Danach kam die Meldung, dass meine Partnerin in den OP sollte, um unter Narkose genäht zu werden.

Ich saß also da mit dem Neugeborenen, das friedlich auf meinem Arm schlief, und vermied Gedanken, was es bedeutete, wenn seine Mutter nicht zurückkommen würde.

Nach zwei Stunden wurde sie aus dem OP zurückgebracht und kam mit dem Kleinen auf die Station. Dort blieb sie vier Nächte lang; da kein Familienzimmer frei war, quartierte ich mich im Gästehaus ein. Mit dem Stillen hat es ab dem dritten Tag geklappt. Die ersten zwei Tage kam keine Milch und langsam stellte sich etwas Unruhe bei meiner Partnerin deswegen ein. Obwohl es als ideal gilt, wenn das Kind anfangs ausschließlich Muttermilch bekommt, holte irgendwann eine Schwester ein kleines Fläschchen mit angerührter Prämilch hervor. Das Kind schlief danach tief, auch meine Partnerin entspannte sich und schlief für ein paar Stunden. Als sie wieder aufwachte, versuchten die beiden es wieder mit dem Stillen, jetzt funktionierte es.

Die ersten Babymonate

Am 5. Tag nach der Geburt kamen wir nach draußen und haben uns auf den Heimweg gemacht. Wir hatten schon alles für die Rückkehr vorbereitet, bis auf den Heizstrahler ... in dem Moment, als ich ihn anbringen wollte, hatten die Wehen begonnen. Der wurde also auch noch angeschraubt, schließlich war es ein kalter Januartag.

Wir probierten verschiedene Möglichkeiten aus, um den Kleinen zu beruhigen. Immer abends gegen 18–19 Uhr wurde er besonders unruhig. Außerdem, wie wir nach ein paar Tagen herausfanden, morgens gegen 5 Uhr. Das war auch seine Geburtsstunde – ob um diese Zeit Erinnerungen an diesen radikalen Einschnitt in seinem Leben in ihm wach wurden? Andererseits sprang sein Tagesrhythmus zur Zeitumstellung schnell auf die Sommerzeit um – also kann es eigentlich kein natürliches inneres Zeitempfinden gewesen sein. Vermutlich schloss er aus unserem Verhalten, welche Tageszeit gerade sein könnte – obwohl wir kaum feste Termine hatten, nach denen wir uns richten mussten. Andererseits schaut man ja doch immer wieder auf die Uhr, zum Beispiel, wenn man die Zeit für das Mittagessen plant ...

Ich habe übrigens den Eindruck, dass kleine Babys die empathischsten Wesen sind, die man sich vorstellen kann. Wenn man gestresst ist und ein paar eilige Bewegungen und Worte gibt, brechen die Babys schnell in Tränen aus; wenn man ruhig ist, sind sie tief entspannt und glücklich. Natürlich sehen und hören sie noch nicht so detailliert, aber Stimmungen nehmen sie sehr gut wahr und spiegeln sie häufig. Ich bilde mir sogar ein, dass der Kleine die gleiche Grundeinstellung hatte wie meine Partnerin während der Schwangerschaft – immer voll auf 180, ich schaff' das, ich will das, sofort. Bestimmt nehmen die Kinder im Bauch sehr viel von der Mutter wahr – schließlich ist sie es, die das Kind umgibt.

Es gab wohl Fälle in Kriegszeiten, dass die Geburt bereits begonnen hatte, während eines Bombenalarms auf einmal zum Stillstand kam und dass Kinder erst viel später zur Welt kamen. Eventuell haben sie die Angst der Mutter gespürt und beschlossen, dass gerade kein guter Zeitpunkt ist, um zur Welt zu kommen. Die Medizin weiß wohl bis heute noch nicht, was der entscheidende Auslöser für den Beginn einer Geburt ist – die Vorwehen bereiten den Prozess nur vor. Man geht davon aus, dass

160

das Baby selbst entscheidet, wann es Zeit ist, nach draußen zu kommen. Es drückt dann mit seinen Beinen aktiv mit.

Im ersten halben Jahr hatten wir viel Zeit füreinander, da ich mir Elternvollzeit/-teilzeit genommen hatte und durch meine Selbstständigkeit meine Arbeitszeit anpassen konnte. Das kann ich jedem empfehlen, denn wenn der Mann voll arbeiten muss, ist die Frau viel gestresster, damit auch das Baby, und dann schaukelt die Anspannung sich hoch.

Wir hatten uns die Schlafzeiten aufgeteilt, ich als Nachteule habe das Kind bis 1 oder 2 Uhr nachts betreut, während meine Partnerin in einem anderen Zimmer schlief (in unserem Fall: ein Extrabett in der Küche). Anders als mit zwei geschlossenen Türen zwischen ihr und dem Kind hätte sie nicht abschalten können, und auch der Kleine schlief besser, wenn er nicht den Geruch ihrer Milch wahrnahm. Die zweite, deutlich anstrengendere Hälfte der Nacht übernahm sie. Ab 5 Uhr morgens, wenn der Kleine wieder unruhiger wurde, wickelte ich ihn. Dabei wurde er meistens wach und strahlte mich überglücklich lächelnd an (unverschämt – gerade hatte er mich noch mit seinem Gewimmere aus dem Schlaf gerissen). Anschließend band ich ihn ins Tragetuch und ging 1–2 Stunden mit ihm durch den Park, die kühle Morgenluft genießend. Im Lauf des Tages legte ich mich noch mal für ein paar Stunden hin.

Die intensive Zeit, die ich in den ersten Jahren mit unserem Sohn verbracht habe, hat dazu geführt, dass wir uns sehr nahe sind. Wenn er geweint hat, habe ich ihn, ohne lange zu warten, auf den Arm genommen; er hat manchmal innerhalb von ein paar Sekunden aufgehört, zu weinen, sich an mir festgehalten und aus seiner erhöhten Position auf das Geschehen heruntergeschaut. Der schönste Satz, den die Wochenbetthebamme gesagt hatte, lautete: „Zu viel Liebe kann man nicht geben" (das gilt zumindest für die ersten 12–18 Monate, meiner Meinung nach).

Auch heute, mit Anfang fünf, trage ich ihn manchmal einen Teil der Treppen hoch – „Papa, ich bin faullll, trag mich" – ich bringe ihn dann zwei oder drei der sechs Treppen nach oben, aber niemals alle. Insgeheim habe ich schon verflucht, dass ich ihn, als er mit drei Jahren alle Treppen gegangen ist, aus Zeitgründen trotzdem oft getragen habe. Da ging der Wunsch, auf den Arm genommen zu werden, wieder los. Andererseits ist es noch immer das gleiche schöne Gefühl wie früher, ihn auf dem Arm zu tragen. Meine Partnerin trägt ihn schon lange nicht mehr. Wenn ich viel Gepäck habe oder den kleinen Bruder trage, muss er auch mal komplett alleine nach oben steigen.

Auch sonst haben wir beiden Eltern verschiedene Vorstellungen zum Umgang mit den Kindern. Ich finde das in Ordnung, schließlich gibt es halt manchmal verschiedene Meinungen. Manchmal streiten wir uns auch deswegen, meistens vor den Kindern. Leichter wird es jedenfalls, wenn man den anderen machen lässt und nicht in das Geschehen hineingrätscht. Das haben wir uns beide schon vorgeworfen, inzwischen klappt es meistens besser. Die Kinder lernen uns halt auf die Art kennen, wie wir sind. Es macht nur begrenzt Sinn, eine Rolle vorzuspielen, finde ich. Auch Eltern haben ihre Fehler. Wenn ich auf eine Frage keine Antwort finde, gebe ich auch zu, dass ich es nicht weiß. Oft diskutieren wir auch. Der Junge hat oft sehr spezielle Vorstellungen. Im Zweifelsfall müssen die Kinder natürlich auf uns hören. Manchmal bereuen wir es, dass wir nicht strenger waren. Aber da müssen alle vermutlich ihren eigenen Weg finden.

Für das nächste Leben haben wir uns vorgenommen: von Anfang an darauf zu achten, dass man gemeinsam Ordnung hält. Ein paar Jahre haben wir ja noch Zeit, bis die Kinder 18 sind.

Geschwister
Bei der zweiten Geburt hat meine Partnerin vieles anders gemacht. Inzwischen hatten wir eine Drei-Raum-Wohnung, das Schlafzimmer hat

sie sich als Wochenbettzimmer vorbereitet. Sie hat Wert darauf gelegt, sich in den Nächten alleine um das Baby zu kümmern, zumindest in den ersten Monaten. Ich habe in dieser Zeit bei dem großen Sohn geschlafen (später hat sie mir gesagt, dass ihr dieses Mal eine richtige Wochenbettzeit alleine mit dem Baby unbewusst sehr wichtig war).

Tagsüber habe ich, wenn ich mich um die beiden Jungs gekümmert habe, dafür gesorgt, dass sie sich näherkommen. Der Kleine hat in den ersten Monaten meistens geschrien, wenn sich der Große mit dem Ruf „Ich bin Dein Bruder!!!" über ihn gebeugt hat.

Wenn man eine Weile mit Kindern zu tun hat, merkt man Unterschiede zwischen verschiedenen Arten von Weinen, zum Beispiel:
Das Protestweinen – ich will, dass dieser seltsame Junge weggeht.
Schrilles Weinen – wegen Angst oder Schmerz (an der Stelle habe ich den Großen spätestens weggenommen).
Übermüdetes Weinen – tief verzweifeltes Wimmern.

Der Große hat gelernt, den Kleinen vorsichtig in der Wiege zu schaukeln. Ganz ohne Tränen ging es trotzdem nicht immer. Nach 2–3 Monaten hatte sich der Kleine daran gewöhnt, dass neben den Eltern noch etwas Wildes herumwuselt. Nach 4 Monaten war es so weit, dass er sogar aufhörte, zu weinen, wenn der große Bruder in der Nähe war, und ihn gespannt ansah.

Mir war es wichtig, dass sich die beiden kennenlernen, und ich wollte den Großen nicht als Bedrohung für den Kleinen ansehen. Irgendwie mussten sie sich halt kennenlernen. Der Große wurde in der Zeit vor der Geburt ungewöhnlich still. Tatsächlich fiel die Phase mit einem Umzug und Kitawechsel aus persönlichen Gründen zusammen. Dazu mussten wir uns vor der Geburt natürlich um sehr viele Dinge kümmern. Als der Kleine da war, fand er es, glaube ich, gut, dass die Familie wieder mehr füreinander da war. Er hat sich über seinen kleinen Bruder gefreut, aber eine innere Anspannung war ihm anzumerken. Er hat sich aktiv Mühe gegeben, den Kleinen zu akzeptieren. Einmal sagte er mit einem tiefen Seufzer: „Ich kann grad nicht mit ihm." Wir fanden es sehr gut, dass er das so sagen konnte. Er ist in dem Moment halt in ein anderes Zimmer gegangen.

Als der Kleine ein halbes Jahr alt war, haben sie sich meistens gefreut, sich zu sehen. Manchmal wurde der Große morgens durch das quietsch-vergnügte Baby wach. Er ist dann aufgesprungen und mit dem Kleinen auf dem Bett herumgekugelt – unter Aufsicht natürlich.

Der Kleine war von Anfang an deutlich pflegeleichter. Er beobachtete viel und hatte ein freundliches Wesen. Während der Große als Baby die volle Aufmerksamkeit bekommen hatte, lief der Kleine eher nebenher. Man kannte ja schon alle Abläufe und Phasen vom ersten Mal. Er hat sel-ten Anstalten gemacht, sich voll in den Vordergrund zu stellen. Einmal aber, an seinem ersten Geburtstag, als er wunderbare Geschenke bekam und alle Augen begeistert auf ihn gerichtet waren, fand er das so toll, dass er sich an diesem Tag zum ersten Mal hingestellt hat, immer und immer wieder. Er stand dann breitbeinig und unglaublich stolz da. Einen Tag lang ging das so, dann war es vorbei. Die nächsten sechs Wochen ist er wieder nur gekrabbelt, dann fing von einem Tag zum nächsten das Laufen an.

Zu dieser Zeit hatte die Kitaeingewöhnung schon angefangen. Wir hat-ten die Wahl, mit 13 oder mit 25 Monaten anzufangen. Schweren Herzens entschieden wir uns wegen der Arbeit für die frühe Eingewöhnung und waren völlig überrascht, wie gut das ging. Es war natürlich kein Stress da, wir hatten viel Zeit eingeplant, die Bezugserzieherin ist munter von einer Herausforderung zur nächsten gegangen. Als er gerade laufen konnte,

hat er seinen kleinen Rucksack geschnappt und ist zum Morgenkreis gegangen, ohne sich umzudrehen. Zu dem Zeitpunkt hatte er kein einziges
Mal beim Abschied geweint. Später kam es ein paarmal vor, aber wirklich
schwierig war es nie. Mehrere Leute haben uns später erzählt, dass kleinere Kinder sich unter Umständen leichter eingewöhnen. Ich denke, es
hilft auf jeden Fall, dem Kind genug Zeit bei der Eingewöhnung zu geben.
Und eine gute Kita mit liebevollem Personal ist wichtig, auch dass der
große Bruder am gleichen Ort ist, hat ihm bestimmt geholfen. Auffallend
ist aber, sobald einer von uns Eltern nachmittags ankommt, dürfen wir
ihn innerhalb des Kindergartens keine Minute mehr alleine lassen. Dann
hat er seine Stunden abgesessen und will Zeit mit den Eltern verbringen.

Jetzt ist der Große fünf Jahre alt, der Kleine 18 Monate. Wenn ich im
Park mit dem Kleinen vorausgehe, damit der Große endlich hinterher-
kommt, dreht der Kleine sich um und will auf den großen Bruder warten.
Morgens, wenn ich aufstehe und dem Großen anbiete, dass er sich zur
Mama, die gerade abstillt, ins andere Zimmer legen kann, will er den Kleinen nicht alleine liegen lassen. Im Kindergarten besucht der Große oft
den Kleinen in dessen Gruppe, um ihm Hallo zu sagen, und abends tollen
sie auf dem Bett herum. Natürlich clasht es manchmal, sie nehmen sich
Sachen weg oder bewerfen sich. Aber insgesamt bin ich froh, dass sie
keine ausgeprägte Geschwisterrivalität entwickelt haben. Der Große hat
ein Hochbett, auf das er sich, wenn er möchte, zurückziehen und Hör-
spiele hören kann.

Kontakt: vaterhenri@posteo.de

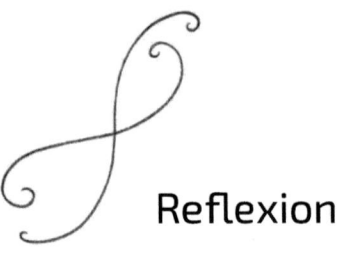

Reflexion

Was wünschst Du Dir für Deine Kinder, was möchtest Du ihnen gern mitgeben?

Stephan May

Im Erz verborgen
– ein leises Flüstern der Ahnen

Seit Wochen zeigt das Wetter sich von seiner vielfältigen Regen-Seite in Friesland.

Ich schaue mir in diesem Juli 2023 die friesische flache Landschaft an und halte ein Mineralerz in der Hand, das mein Opa Karl-Heinrich vor genau 80 Jahren aus dem Bergwerk, in dem er arbeiten musste, seinen elf Kindern mitgebracht hat.

Sein Sohn Bernhard starrte vermutlich ähnlich an diesem regnerischen Dienstag im Jahr 1943 nach draußen. Mit seinen 15 Jahren war er der Älteste von den elf Kindern im Haus. Die jüngste Schwester, Margot, war erst vor wenigen Monaten zur Welt gekommen.

Die Verantwortung für den kleinen landwirtschaftlichen Betrieb und die Mühle lastete schwer auf seinen Schultern. Sie lebten in einem kleinen Dorf mit nur 250 Einwohnern, wo jeder jeden kannte. Das Dorf lag abseits zwischen Koblenz und Wiesbaden, umgeben von sanften Hügeln, grünen Wäldern und malerischen Anhöhen. Von dort aus konnte man den Rhein im romantischen Mittelrheintal in der Ferne erahnen.

Das regnerische Wetter Anfang Juli bereitete Bernhard wegen der bevorstehenden Ernte Sorgen. Der Geruch des Regens drang durch das offene Fenster und mischte sich mit der Spannung in der Luft. Denn sein Vater Karl-Heinrich war als Grubenarbeiter verpflichtet worden und hatte vorerst die Einberufung zur Wehrmacht vermieden – im Gegensatz zu seinem Bruder, dem Schmied des Dorfes, der nicht mehr zu seiner Familie zurückkehren würde. Karls Unfall in der Mine, bei dem ein gewaltiger Felsbrocken unkontrolliert abgestürzt war und ihn am Rücken getroffen hatte, hallte noch in Bernhards Gedanken wider. „Als Müller kann er schwere Lasten tragen", hatte sein Vater gelacht, als er ihn im Krankenhaus besucht hatte.

Bernhard spürte die Hoffnung, dass nun alles gut werden würde, denn sein Vater musste nicht in den Krieg ziehen. Die Familie freute sich, dass ihr Vater heute aus dem Krankenhaus entlassen wurde, und bereitete einen herzlichen Willkommensempfang für ihn vor.

Doch als Bernhards drei Jahre jüngerer Bruder Julius zusammen mit dem zehn Jahre jüngeren Hermann auf ihn zukam, bemerkte er, dass etwas nicht stimmte. Die drei waren einander sehr nahe, zwischen den acht Schwestern. Bernhard fragte besorgt, was der kleine Hermann wieder angestellt hatte. Julius erzählte ihm dann mit gesenktem Blick die schockierende Nachricht: Ihr Vater hatte eine Lungenembolie erlitten und wurde gerade tot ins Haus getragen. Der Regen prasselte weiter auf das Dorf nieder, und inmitten der Trauer fragte sich Bernhard, wie es nun für seine Familie weitergehen sollte.

Nun, ich stehe hier am Fenster, und so gesehen ist alles gut gegangen. Und aus dem kleinen Hermann ist viele Jahre später mein Vater geworden.

Aber wie war das für mich als Mann, als sich der gemeinsame Kinderwunsch mit der Partnerin nicht einstellte? Wie sind die Gefühle als Vater – kurz nach der glücklichen Geburt und wenn die Mutter mit dem Kind doch noch zwei Wochen auf Intensivstation sein muss, während die eigene Mutter drei Monate danach verstirbt? Wie ist das als Vater, wenn man eine drei- und eine zweijährige Tochter hat und das dritte Kind eine

Fehlgeburt ist, wenn die dreijährige Tochter mich dann nach einer langen Leiter fragt, weil sie darauf in den Himmel klettern will, um das Baby zu holen, was man gerade verloren hat?

Mit meiner Familiengeschichte ist das relativ klar: Das hält Mann/Frau aus.

Das ist jetzt 25 Jahre her und mein Rat wäre heute an mich: „Höre auf Dein Herz und glaube nicht so oft den richtig klingenden Argumenten Deines Verstands im Kopf; oder den ‚gut gemeinten' Ratschlägen von außen!"

Das habe ich leider in den damaligen Situationen unbeachtet gelassen. Ich hatte gemeint, dass man da schon mit der Zeit drüber hinwegkommt. Heute weiß ich, dass ich die Hilfe von außen mehr hätte in Anspruch nehmen sollen – vor allem einen mehr offenen Dialog mit meiner Partnerin über das Erlebte führen sollen.

Mein Körper hat mir dann aber nach zwei Jahren deutlich zu verstehen gegeben, dass er jetzt mal wirklich eine Auszeit braucht, um das Erlebte verarbeiten zu können.

Mein dringender Rat daher: Nimm Deine restliche Kraft zusammen und besorge Dir in diesen Situationen professionelle Hilfe!

Wie ging es damals meiner Oma Elsa nach dem Verlust ihres Mannes Karl-Heinrich – alleine mit kränklicher Schwiegermutter und elf Kindern zwischen 15 Jahren und fünf Monaten? Für die Dorfgemeinschaft war klar, dass die Kinder auf verschiedene Familien aufzuteilen die beste Lösung wäre, um so für schnelle Hilfe zu sorgen. Und das wurde auch direkt organisiert. Aber die Kinder Bernhard, Julius, Ilse, Doris, Irene, Klara sowie Emma stimmten für das Zusammenbleiben bei der Mutter und Oma. Ursula, Hermann, Tilli und Margot wuchsen so in einer großen Gemeinschaft auf.

Ilse, die Zweitälteste, genoss die gemeinsame Zeit mit ihrer Mutter Elsa beim Teigvorbereiten im Backhaus, denn dort hatten sie einige Sauerteigbrote zu backen. Und am nächsten Tag war die nächste Familie dran, das öffentliche Backhaus zu nutzen. Also musste alles zügig gehen, wusste Elsa. Aber die riesige Freude für die Kinder musste einfach zuerst dran sein, und so roch es schon verführerisch nach Äpfeln im knusprigen Brotteig. Der warme Apfelduft mischte sich mit dem aufsteigenden würzigen Rauch der Haselnussäste, die man im knisternden Feuer hörte. Der Duft zog vom Backhaus den kleinen Hombach entlang über die Wiese im Tal zu ihrer Mühle. Es konnte nicht lange dauern, bis alle Kinder für die verführerische Leckerei jubelnd zu ihr kamen.

Ilse gingen dabei ernste Gedanken durch den Kopf, als sie sagte: „Mama, wir sind sehr stolz auf Dich und was Du alles für uns machst. Aber wir machen uns auch Sorgen um Dich. Du hältst Dir in letzter Zeit oft die Nieren, das ist Julius aufgefallen. Du wirkst oft abwesend und wir wissen natürlich, dass alles viel für Dich ist. Irene meinte, dass Du länger alleine mit Dr. Schabarum gesprochen hast. Sag bitte, was los ist!"

Wie Ilse so vor ihr stand und ihr mit ihren braunen Augen gerade ins Gesicht schaute – die leicht roten Wangen von der Hitze des Backofens mit etwas Ruß bedeckt –, bemerkte sie ihre Naturschönheit. Es fiel ihr in diesem Moment erst auf, wie groß Ilse mit ihren 17 Jahren geworden war. Elsa dachte an einen Satz, der ihr in Erinnerung geblieben war: „Schönheit entsteht aus der Liebe und Zuneigung zwischen Menschen."

Sie fasste einen Entschluss. Nein, Elsa fasste gleich zwei. Und ein Entschluss ist ein Entschluss, wie alle wussten, die Elsa in jungen Jahren kannten.

Meine Oma Elsa hatte eine unglaublich beruhigende Ausstrahlung und Ruhe auf mich als Kind ausgesandt. Bei ihr fühlte ich mich sicher und geborgen. Wir haben wenig geredet, wenn sie mich an die Hand nahm und wir im Dorf Leute besucht haben, im Garten fleißig waren oder im Wald spazierten. Ich mochte sehr, wenn ich bei Oma Elsa übernachten durfte und beim Zugedecktwerden unter einer riesigen kuscheligen Bettdecke fast verschwand. So, habe ich mir als Kind vorgestellt, ist es, wenn man in flauschigen Kumulus-Wolken am Himmel übernachtet – nur viel einfacher zu erreichen, denn Oma wohnte gleich nebenan.

Elsa nahm Ilse in die Arme und drückte sie: „Ich habe Dir wirklich etwas zu sagen, meine Tochter!"

Bis dahin war es leicht mit ihrem Entschluss. Jetzt kam der schwierigere Teil und sie wollte es sanft sagen. In dem Moment der Stille und in Anbetracht dessen, dass sicher gleich alle Kinder angerannt kamen, sagte sie es überhaupt nicht so behutsam, wie sie es wollte:

„Ich habe deswegen so lange mit Dr. Schabarum gesprochen, weil mir die Ärzte gesagt haben, dass meine beiden Nieren geschädigt sind und ich in spätestens acht Monaten sterbe. – Mein Kind", und sie blickte Ilse mit ihren ruhigen dunkelbraunen Augen an, „ich habe noch eine so wundervolle Aufgabe vor mir, Euch alle erwachsen und selbstständig zu sehen. Da kann ich einfach nicht gehen."

Und da ein Entschluss ein Entschluss bei Elsa ist, hat sie viele Jahre später ihre Enkel und Urenkel auf ihrem Schoß gehabt.

Eine Niere musste ihr allerdings in den kommenden Wochen nach ihrem Gespräch mit Ilse entfernt werden.

Aber die andere hat sich erholt und Elsa hat ihren damals aufgestellten Tagesablauf strukturiert und ihre Ernährung diszipliniert, beides hat sie bis ins Alter beibehalten.

Jeder kennt den Ausspruch: „Das geht mir an die Nieren." So ... ging es Elsa ...

Sie starb friedlich am frühen Abend des 12. Mai 1982, an einem Mittwoch. Am 3. Oktober wäre sie 76 Jahre alt geworden. Bernhard, der Erstgeborene, verstarb ein Jahr vor ihr und das hatte sie sehr getroffen. Sie hatte eins ihrer Kinder verloren. Das ging ihr zu Herzen.

Meine beiden Töchter waren jetzt also 16 und 17 Jahre alt. Ich war seit mehreren Jahren von ihrer Mutter getrennt. Unsere Trennung erfolgte ohne Streit oder ein spezifisches Ereignis, das man als direkten Grund dafür ansehen könnte. Jetzt war der 01. Juli 2016 und ich bog aufs Gelände des Mainzer Krankenhauses ein. Mir ging es gut und ich parkte das Auto auf dem Parkdeck für werdende Eltern. Schnell zum Kreißsaal, denn da lag meine Partnerin Susanne schon mit starken Wehen.

Kaum hatte ich den Raum betreten, wurde ich vom Entbindungsteam in Empfang genommen und sofort eingebunden.

„Halte Deiner Frau den Kopf und wische das Erbrochene weg, kannst Du das?", wies mich die erfahrene Hebamme an. Ich griff hastig nach weiteren Tüchern, erleichtert darüber, handeln zu können, statt machtlos danebenzustehen.

Unser Sohn, ein kleiner Riese von 4 kg im Mutterleib, zeigte schon früh, dass seine Geburt keine leichte sein würde. Als sein Kopf sichtbar wurde, aber die Schultern nicht folgen wollten und seine Herzfrequenz fiel, spürte ich die Anspannung im Raum. Eine Hebammenschülerin, die mit der Situation überfordert schien, stand daneben. Sie hätte meiner Partnerin beistehen sollen, doch sie war wie gelähmt von der Dramatik der Geburt. Als die Ärztin entschied, dass ein Schnitt notwendig sei, zögerte meine Partnerin zunächst. Ein Blickaustausch zwischen mir und der Ärztin führte zu meinem stummen Einverständnis. Es war eine Entscheidung, die Mutter und Kind retten sollte. Unser Sohn wurde schließlich gesund geboren, aber der Preis dafür war eine Narbe, die lange heilen musste.

Susanne hatte eine enorme Leistung vollbracht. Später lernten wir von einer anderen Hebamme bestimmte Codewörter zu verwenden, um in kritischen Momenten besser kommunizieren zu können. Diese Worte waren Schlüssel, um in der stressigen Situation des Kreißsaals Klarheit und Unterstützung zu erhalten. Zwei Dinge gab es zu klären:

1. „Ist diese Maßnahme medizinisch notwendig?"
2. „Ich fühle mich alleine nicht sicher."

Ich habe damals gelernt, dass eine unerfahrene Hebammenschülerin mehr eine Belastung als eine Hilfe sein kann. Ich scheue mich nicht mehr, in solchen Momenten um eine Änderung zu bitten. Die Schüler müssen lernen, aber nicht auf Kosten der Sicherheit und des Wohlbefindens der Gebärenden.

Ich hielt nun glücklich unseren Sohn in den Armen. Beim Vornamen hatten wir uns erst wenige Tage vorher auf Junes einigen können.

Dabei waren es gerade mal neun Monate vor der Geburt unseres Sohnes, als wir es in unserem gemeinsamen Urlaub pünktlich zu Susannes Geburtstag zurück nach Marrakesch geschafft hatten.

Susanne stand mit mir in der lauen Wüstennacht auf dem Parkplatz einer Kasbah und des wohl exquisitesten Restaurants der Stadt.

Unser Besuch dort hatte gerade mal eine halbe Stunde gedauert und Susanne beschloss, dass wir gehen. Was ihr nicht gefiel? Schwierig zu sagen. Schon die letzten zwei Tage zeichnete sich Susanne, höflich gesagt, durch eine vielfältige und wechselhafte Gemütsverfassung aus.

Extrem launisch. Nichts schien ihr zu gefallen, nicht einmal das sorgfältig ausgewählte Restaurant in der Kasbah, wo glamouröse Event-Veranstaltungen stattfanden, das Dach sich öffnete und einen Blick in den Sternenhimmel von tausend-und-einer Nacht freigab.

Wir hatten während des Urlaubs an unterschiedlichsten Plätzen übernachtet. Ob in einem Zelt unter Dattelpalmen, in einer 1,60 m kleinen Holzhütte am Meer oder einer urigen alten Festung. Wir hatten eine tolle Zeit gehabt.

Jetzt fühlte ich mich niedergeschlagen, doch ich hatte noch ein Ass im Ärmel: Wir übernachteten in einem Haus außerhalb der Stadt, einem ehemaligen Königspalast, der nun einem französischen Paar gehörte. Sie hatten für uns Champagner und eine Torte vorbereitet, die nun in ihrem Wohnzimmer auf uns wartete. Sie überließen uns voller Freude das ganze Haus für Susannes Geburtstag. Aber auch das ging schief ... Susanne schmeckte weder der Kuchen, noch war sie sonst irgendwie beeindruckt.

Ich begann zu zweifeln, ob ich mich in einem Menschen so täuschen konnte, der alles ablehnte und dem man nichts recht machen konnte. Ich spielte mit dem Gedanken, das Abschlussgespräch mit ihr zu suchen, sobald wir zurück in Deutschland waren.

Doch das Gespräch begann schon am nächsten Morgen – unsere französische Gastgeberin, Mutter von drei Kindern, fragte mich mit einem verständnisvollen Lächeln: „In welchem Monat ist denn Susanne eigentlich? Ich erkenne mich selbst so gut in ihr. Mein Mann und ich konnten gestern Abend nicht aufhören, über Euch zu lachen."

Der Schwangerschaftstest in Deutschland bestätigte, dass wir bald Eltern werden würden. Ich dachte zurück an meine ersten beiden Töchter und erkannte, dass jede Schwangerschaft und jede Geburt ihre eigenen Herausforderungen mit sich bringt. Jedes Kind ist einzigartig, und jede Erfahrung als Vater ist kostbar und lehrreich. „Unser Alltag wird einmal Deine Kindheit sein, lieber Stephan", sagte mir meine Mutter einmal. Ein Satz, den ich immer im Kopf behielt. Er zeigt mir, wie schnell die Zeit vergeht und dass die alltäglichen Dinge, die wir erleben, die Erinnerungen sind, die wir später wertschätzen.

Die ersten beiden Kinder hatten 15 Monate Altersunterschied, kamen im gleichen Krankenhaus zur Welt und hatten tatsächlich durch einen glücklichen Zufall den gleichen Arzt und die gleiche Hebamme. So fühlte es sich bei der zweiten Geburt für mich fast familiär an. Ich erinnerte mich dann doch noch daran, wie ich beim Betreten des Kreißsaals die Schreie einer anderen Frau in den Wehen hörte. In diesem Moment hätte ich am liebsten kehrtgemacht und wäre, vielleicht sogar im Laufschritt, wieder hinausgegangen.

Aber je weiter die Schwangerschaft von Susanne voranschritt, umso mehr „Flashbacks" hatte ich plötzlich. Und auch mein sehr persönliches Gespräch mit einem Freund ließ mich erahnen, dass ich das ein oder andere vergessen – oder vielleicht gar verdrängt – hatte. Sein wichtigster Satz zu mir war: „Die ersten sechs Monate nach der Geburt muss man einfach die Nerven behalten – das ist das Wichtigste!" Nach einer kurzen Pause: „Vielleicht auch acht Monate!"

Okay, dachte ich. Soweit bin ich ja noch nicht – wie sieht es in den ersten zehn Monaten vor der Entbindung aus?

Die gelegentlichen Gefühlsschwankungen seit unserer Marokko-Reise konnte ich mittlerweile mit einem Lächeln nehmen. Zum Glück konnte das Susanne auch und eine Rückenmassage bei ihr tat kleine Wunder, um die Stimmung zu heben.

Ich verzichtete nun auch auf Alkohol und wir gingen alle Kräuter, Tees und Nahrungsmittel gemeinsam durch, die man in der Schwangerschaft besser nicht zu sich nimmt. Das waren mehr, als ich gedacht hätte.

Ich kaufte ein Stofftier und nähte sorgfältig eine Spieluhr hinein. Unser Kleiner mochte es, ihr zuzuhören, und es wurde ein beruhigendes Ritual für uns. Wir genossen gemeinsam Theateraufführungen, Zirkusvorstellungen, Kinobesuche und Musikevents, wodurch wir uns einige gemeinsame Wünsche erfüllten. Diese schönen Erinnerungen sollten uns in den kommenden Monaten, nach der Ankunft unseres Babys, Kraft geben und uns durch die herausfordernden Zeiten helfen.

Susanne und ich diskutierten intensiv über die verschiedenen pränatalen Tests. Wir entschieden uns gegen alle. Wir wussten, dass solche Tests nicht immer Sicherheit bieten, und waren bereit, das Unbekannte anzunehmen.

Abkommen wie die UN-Konvention verbieten den Einsatz von Schlafentzug als Foltermethode. Trotz dieser Verbote scheinen sich meine sechs Kinder nicht an diese Abkommen zu halten.

Vom stundenlangen Wippen auf dem Pezziball, nächtlichen Autobahn-
fahrten, verschiedensten Solfeggio-Frequenzen oder der vollelektro-
nisch gesteuerten Babywiege bis zu Ernst Mosch und den Egerländer
Musikanten habe ich so ziemlich alles ausprobiert.

Denn alles scheint eine Phase zu haben und mit der Zeit verschieben
sich die Vorlieben der Kleinen und man darf sich etwas Neues einfallen
lassen.

Eine Vorbereitung auf die nächsten gemeinsamen Jahre sozusagen. Da
darf man sich auch immer wieder auf die gemeinsame Resonanz einstel-
len, damit das Familienleben möglichst harmonisch verläuft.

Bei meinen ersten beiden Töchtern war ganz klar, dass sie im eigenen
Bett und im eigenen Zimmer schlafen. Bei den nächsten vier Kindern war
es dann das Familienbett. Aber mit der Möglichkeit für jeden, auch im
eigenen Bett schlafen zu können.

Wir waren mit unserem Sohn zu Hause und Susanne bat mich: „Kannst
Du die Windeln bitte wechseln, ich brauche noch ein wenig, um mich da-
ran zu gewöhnen?" Damit meinte sie, dass sie noch mehr Sicherheit ha-
ben wollte und gerne zuschaute.
Ich war dankbar, dass wir so offen darüber reden konnten. Und ich hatte
die Möglichkeit, mit meinem Sohn gemeinsame Zeit zu haben.
Wir vereinbarten, dass, wenn einer von uns nicht mehr kann oder droht,
die Nerven zu verlieren, er dem anderen Bescheid geben muss.
Wir legten eine Art Schichtplan fest und ich war sehr froh, dass die
Nachtschicht während der Woche seltener auf mich fiel.

Am 18.01.2020 dachte ich noch, dass es kaum eine Steigerung für mich
bei der Herausforderung ‚Vater werden' geben kann. Ich war wieder auf

dem Weg zum Kreißsaal ins Mainzer Krankenhaus. Diesmal aber mit Susanne, die schon Wehen hatte. Auf der Autobahn sagte sie: „Stephan, Du musst hier mal kurz anhalten!"

Kein Einwand half, und so stoppte ich an einer Nothaltebucht und in den folgenden Minuten wurde ich Geburtshelfer im Familien-Van. Als nach dramatischen Momenten meine Tochter Luna zur Welt kam, war das wohl die innigste und schönste Geburt, die ich als Vater erleben durfte. Vor allem aber für meine Partnerin. Es ist durchaus möglich, dass diese Art, zur Welt zu kommen, der Grund sein kann, dass Luna eine selbstbewusste und starke Persönlichkeit ist, die für sich und andere einsteht. Dann kam ein Virus aus China nach Europa. Und wir packten alle unsere Sachen und erfüllten uns einen Traum und zogen an die Nordsee.

Am 28.09.2022 in Wilhelmshaven durfte ich wieder in einen Kreißsaal fahren. Unsere Zwillinge kamen zur Welt. Genau am gleichen Tag, aber 120 Jahre zuvor, war ihr Urgroßvater Karl-Heinrich May zur Welt gekommen, in einem kleinen Dorf im Rhein-Lahn-Kreis. Ein großer Zufall? – Wer weiß?

Die Zwillinge wurden auf natürlichem Wege geboren, einige Tage vor dem vorausberechneten Termin. Bei der Geburt des zweiten Kindes traten jedoch Komplikationen auf, da die Nabelschnur um den Hals gewickelt war. In dieser Situation übernahm ich die Rolle des Vermittlers zwischen meiner Partnerin Susanne und dem Entbindungsteam. Dabei galt es manchmal, Susanne zu überzeugen, und ein anderes Mal, das Team darauf hinzuweisen, dass sie Zeit brauchte, um Kräfte zu sammeln.

Wir haben unglaublich viel Unterstützung in den folgenden Monaten bekommen. Aber der Alltag mit Zwillingen ist nun mal mindestens doppelt so anstregend.

Die Organisation ‚Welcome' hat uns sehr geholfen, und ich kann sie nur empfehlen.

Am Fenster stehend, mit dem Erz meines Großvaters Karl-Heinrich in der Hand, blicke ich auf die friesische Landschaft im Juli 2023.

Ein Bild der Ruhe und der Kraft, das mich lehrt, dass, egal wohin das Leben uns führt, unsere Wurzeln und Erinnerungen uns stets begleiten.

Ich kann sagen, dass Friesland eine Heimat für uns geworden ist.

Trotzdem haben wir uns ganz bewusst dazu entschieden, unseren Traum an der Nordsee aufzugeben. Unser Umzug, der in einigen Monaten ansteht, führt uns in ein kleines Dorf ganz in der Nähe des Ortes, in dem ich aufgewachsen bin.

Der Hauptgrund für unseren Umzug ist der Alltag mit den Zwillingen, eine Herausforderung, die einzigartig und anspruchsvoll ist. Am neuen Wohnort können wir auf mehr Unterstützung von Familie und Freunden zählen. Wir planen, dort zwei Jahre zu verbringen, um Ruhe zu finden und neue Kraft zu schöpfen. Danach werden wir als Familie entscheiden, wohin unser Weg uns weiterführt.

Kontakt: post@may-mailbox.com

Hans-Georg Nelles

280 Tage, die das Leben verändern – Geburtsvorbereitung für Väter

Ein bisschen schwanger geht doch …

Vater werden ist nicht schwer, dichtete einst Wilhelm Busch, aber heutzutage kommen die Kinder nicht einfach so. Werdende Väter, für die das Vaterwerden in erster Linie eine Kopfgeburt ist, machen sich jede Menge Gedanken und haben Fragen, auf die sie zunächst keine Antworten finden:

1. Ist JETZT der richtige Zeitpunkt für mich, Vater zu werden?
2. Wie sehr schränkt ein Kind mein Leben, meine Freiheit ein?
3. Wird mein Kind gesund sein und sich normal entwickeln?
4. Werden meine Partnerin und das Kind die Schwangerschaft und die Geburt gut überstehen?
5. Wie wird sich meine Partnerin als Mutter verhalten?

Selbstverständlich tauscht man sich mit seiner Partnerin über die Gedanken zur Vaterschaft aus, aber da gibt es doch Dinge, über die man besser mit anderen Männern redet. Du kannst den Austausch mit Männern, die bereits Vater sind, suchen oder wenn es passt, mit Deinem Vater darüber sprechen, wie er Deine Geburt damals empfunden hat.

Die Wartezeit nutzen – gute Geburtsvorbereitung für werdende Väter
Und dann gibt es ja noch die Geburtsvorbereitungskurse, die in der Regel von Hebammen oder in Familienbildungsstätten angeboten werden. Sie bieten Informationen über Schwangerschaft und Geburt, die Gele-

genheit, Gebärpositionen und Möglichkeiten der Schmerzverarbeitung kennenzulernen und gemeinsam zu üben, bieten wertvolle Tipps zum Wochenbett, fürs Stillen und die erste Zeit mit dem Kind, sind ein gutes Forum, um Kontakt mit anderen werdenden Eltern zu knüpfen und bieten im Idealfall Raum für ‚Väterthemen'.

Und diese ‚Väterthemen' kommen dann am besten zum Zuge, wenn Väter unter sich sind und diese Phase auch von einem erfahrenen Mann und Vater betreut wird:

- Welche Wünsche und Befürchtungen habe ich für die Geburt?
- Will ich bei der Geburt dabei sein? Was will ich sehen, was nicht?
- Was ist mir wichtig für die erste Zeit zu Hause?
- Wie wird das Kind unsere Paarbeziehung verändern?
- Wie hat sich die Sexualität mit meiner Partnerin seit Beginn der Schwangerschaft verändert? Wie gehe ich damit um? Wie kann sie sich nach der Geburt entwickeln?
- Was möchte ich als Vater meinem Kind mitgeben?
- Werde ich die finanziellen Herausforderungen (alleine) stemmen können? Wie viel Elternzeit können/wollen wir uns leisten?

Über den Geburtsvorbereitungskurs hinaus ist es wichtig, dass Du Dich gemeinsam mit Deiner Partnerin auf das Vater- und Muttersein vorbereitest und Ihr Euch gemeinsam über Erwartungen, Vorstellungen und Lebenskonzepte austauscht. Setzt Euch in einer ruhigen Stunde zusammen und schaut Euch Eure Kinderfotos an. Wie hast Du Deinen Vater damals erlebt? Woran erinnerst Du Dich gerne, woran weniger gern? Stelle Dir vor, Du bist der Vater auf dem Bild! Wie möchtest Du als Vater sein? Was wird sich Dein Kind von Dir wünschen? Tausche Dich mit Deiner Partnerin darüber aus, welche Gedanken und Vorstellungen Euch bei dem Blick in die Fotoalben in den Kopf gekommen sind!

Von Anfang an dabei – Väter bei der Geburt im Kreißsaal

Der beste Start ins Familienleben ist ein gemeinsamer. Während vor 40 Jahren ein Mann bei der Geburt des Kindes nichts zu suchen hatte, sind heute mehr als 90 Prozent der werdenden Väter dabei und stehen bzw. sitzen ihrer Partnerin zur Seite. Dies hat für alle Beteiligten positive Wirkungen. Die Art, wie Väter vor, während und nach der Geburt einbezogen werden, ist der wichtigste Impuls für den Mann auf dem Weg zum Vater und verringert beim Vater das Risiko einer nachgeburtlichen Depression. Der Mutter hilft es psychologisch, denn sie hat weniger das Gefühl, alleine und dem Geschehen ausgeliefert zu sein. Die Einbeziehung der Väter beeinflusst den Geburtsverlauf und trägt dazu bei, mögliche Komplikationen zu verringern.

Für Dich als Vater ist es aber wichtig, Deine eigenen Grenzen zu kennen und damit umgehen zu können:

- Was an der Geburt macht Dir Angst?
- Was möchtest Du sehen, was nicht?
- Auch wenn Du Angst hast, gehe mit zur Geburt und nimm Dir ggf. Auszeiten!
- Sprich mit Deiner Partnerin über Deine Befürchtungen!

Ergebnisse der Väterforschung zeigen, dass Väter, die bei der Geburt dabei sind, mehr Zeit mit ihren Kindern verbringen, ihre Kinder häufiger wickeln, ihre Kinder öfter am Körper tragen und häufiger mit ihrem Kind an der frischen Luft unterwegs sind. Sie sind sicherer im Umgang mit dem Kind und haben mehr Spaß mit ihrem Kind. Davon profitiert auch die Partnerschaft, denn aus der Sicht der Mutter ist das väterliche Engagement ein entscheidender Faktor für die Partnerschaftsqualität. Und die wiederum, bei Excel stände jetzt ‚Zirkelbezug‘, ist für Männer der entscheidende Treiber für ihr Engagement in der Familie.

Vater werden, Vater bleiben

An dieser Stelle ist es wichtig zu wissen, dass in Deutschland der Mann, der mit einer werdenden Mutter verheiratet ist, automatisch der Vater ist, auch wenn er es im biologischen Sinne gar nicht ist. Bei unverheirateten Paaren muss der leibliche Vater seine Vaterschaft anerkennen. Dies kann er vor oder nach der Geburt auf dem Standesamt, Jugendamt, Amtsgericht oder beim Notar beurkunden lassen. Anschließend kann er mit Zustimmung der Mutter beim zuständigen Jugendamt das gemeinsame Sorgerecht beantragen. Wenn die Mutter dem nicht zustimmt, hat der Vater eine Klagemöglichkeit.

Mit einer Klage ist auch die Beendigung einer Ehe verbunden. Mehr als 30 Prozent der Ehen, in großen Städten fast die Hälfte, werden geschieden. Wenn Du nach einer Trennung als Vater präsent bleiben möchtest, lebe und liebe „scheidungskompatibel"! Pflege von Anfang an so viel Kontakt zu Deinen Kindern, wie Dir lieb ist! Der Scheidungsrichter schenkt Dir keine Minute mit den Kindern, die Du nicht vorher schon mit ihnen gelebt hast. Baue also vom ersten Tag an eine eigene Beziehung zu den Kindern auf und teile die ökonomische Verantwortung für die Familie partnerschaftlich mit Deiner Frau!

1 + 1 = 3 Eltern werden, Partner bleiben

Für das beginnende Leben zu dritt stellen sich drei entscheidende Fragen, die am besten zu einem frühen Zeitpunkt, wenn Ihr beide (noch) voll erwerbstätig arbeitet, gemeinsam beantwortet werden:

- Wer macht was? Wer stellt die Finanzen sicher und wer die Arbeit in der Familie?
- Wann? Wie teilen wir uns die Elternzeit auf, wer betreut wann die Kinder?

- Und in welchem Umfang? Vollzeit, vollzeitnahe Arbeitszeiten oder geringfügige Tätigkeit?

Die Entscheidungen, die hier getroffen werden, beeinflussen die Lebens- und Partnerschaftsqualität der nächsten Jahre und stellen für Dich als Vater die Weichen, in welchem Umfang Du Zeit und unbezahlte Arbeit mit den Kindern verbringen kannst oder ob Du die traditionelle Rolle als ‚Zahlpapa' wahrnimmst.

Auch wenn es wahrscheinlich anders kommt als ursprünglich geplant, es ist in jedem Fall leichter, einen neuen Plan zu machen, wenn Erwartungen und Wünsche schon ausgesprochen sind – zumal die erste Zeit nach der Geburt erschwerte Bedingungen mit sich bringt, die sich zum Beispiel in durchgemachten Nächten und zu wenig Zeit für die Partnerschaft ausdrücken.

Apropos Zeit, lasst Euch von Freunden und Verwandten zur Geburt Zeit schenken, Zeit zu zweit in Form von Gutscheinen fürs Babysitting. Damit Du und Deine Partnerin diese und andere Zeiten ruhigen Gewissens genießen könnt, sind folgende Dinge wichtig:

- Gewöhnt Euer Kind frühzeitig an weitere Bezugspersonen, die Euch ab und zu vertreten!
- Nehmt Kontakt zu Eltern mit gleichaltrigen Kindern in Eurer Nähe auf und passt abwechselnd auf Eure Kinder auf!
- Richtet Euch einen festen Paarabend in der Woche ein, der von Hausarbeit frei bleibt!
- Nutzt hin und wieder einen Lieferservice und investiert die Zeit in Eure Beziehung!
- Richtet Euch einen Raum ein, der zur ‚Babysachen-freien Zone' erklärt wird!

Und wenn der Start ins Vatersein geklappt hat, bist Du auch gut auf die weiteren Situationen vorbereitet, die Dein Leben als Vater und Mann verändern.

Literatur

Fisher, Duncan (2010): Baby's here! Who does what? How to split the work without splitting up. Myddfai/UK: Grandma's Stories Ltd.

Richter, Robert; Schäfer, Eberhard (2020): Das Papa-Handbuch – Alles, was Sie wissen müssen zu Schwangerschaft, Geburt und dem ersten Jahr mit Baby. München: GU Verlag.

Schäfer, Eberhard; Abou-Dakn, Michael; Wöckel, Achim (2008): Vater werden ist nicht schwer? Zur neuen Rolle des Vaters rund um die Geburt. Gießen: Psychosozial-Verlag.

Schopp, Johannes (2019): Eltern stärken – Die Dialogische Haltung in Seminar und Beratung. Leverkusen: Verlag Barbara Budrich.

Zum Netzwerk

Die LAG Väterarbeit NRW ist 2016 angetreten, Vätern Wege in die Familie zu ebnen, ihnen eine gute Beziehung zu ihren Kindern und gelingende und gleichberechtigte Partnerschaften zu ermöglichen. Vatersein ist eine Bereicherung im Leben und die 28 in der LAG vertretenen Organisationen und Vereine setzen sich dafür ein, dass alle Geschlechter gleichberechtigt im Fokus der politischen und gesellschaftlichen Gestaltung stehen.

Kontakt: nelles@vaeter-und-karriere.de

Frank Schacks

Von der Überforderung in die Intensität

Ich möchte mitgeben, dass meine Lernaufgabe vom Mann zum Vater sich im Laufe der Zeit als die herauskristallisiert hat, die Intensität, die das Vatersein mit sich bringt, halten zu können. Hierfür war es für mich ein wichtiger Prozess, mich neu wiederzuentdecken und meine ureigene Essenz zu erkennen. Die Verantwortung von uns Männern ist es m. E., den Raum für die Familie zu stellen und zu halten. Bildlich stelle ich mir das als einen Mann mit starken, weit geöffneten Armen vor. Innerhalb dieses gehaltenen Raumes darf alles entstehen, was Frau und Kinder brauchen.

Das können wir erst tun, wenn wir fein sind mit unserer Geschichte und unsere ureigene Essenz annehmen. Das, was wir auf diese Welt mitgebracht haben, bevor wir geprägt und erzogen wurden.

Meine Rolle als Mann durfte ich somit die letzten Jahre neu kreieren. Aus einem früheren, immerwährenden Stress, Überforderung oder Gefühl der Ohnmacht heraus, hinein in ein Gefühl der Intensität. Noch vor drei Jahren war mir alles zu viel. Obwohl ich längst auf dem Weg war zu dem „neuen Mann", der ich heute bin, obwohl ich meine Kinder von Herzen liebe und mein Leben für ihre Sicherheit lassen würde, waren sie mir zu viel, zu anstrengend oder zu laut.

Über meine Entwicklungsarbeit in den letzten drei Jahren hat sich das Wort Intensität etabliert. Als ich dieses Wort in meinem Kontext das erste Mal hörte, bekam ich sofort Gänsehaut. Endlich hatte ich das Gefühl, dass ein Wort mein Gefühl im Alltag vollends trifft, ohne dass es eine negative Energie mit sich bringt.

Das ist es, was wichtig für mich in meiner Entwicklung geworden ist. Worte und Gedanken bringen bereits ihre eigene Energie mit. Seither überprüfe ich stets, ob ich mit dem Wort, welches meinen derzeitigen Prozess oder meine Stimmung beschreibt, energetisch fein bin.

Die größte Herausforderung in meiner Beziehung war eine Affäre im Jahr 2013. Zur damaligen Zeit war ich sehr auf der Suche nach Anerkennung, Geborgenheit, Sexualität. Heute weiß ich, dass es ausschließlich um Bindung ging. Etwas, nachdem ich seit meiner Kindheit auf der Suche war. Zudem ging aus dieser Affäre ein Kind hervor, Kontakt haben wir keinen. Ich kann einfach auf eine Distanz von über 500 km kein Vater sein. Jeden Tag denke ich aber an mein Kind und spreche zu ihm, von Herz zu Herz.

Eine ganze Zeitlang war nicht klar, mit welcher Frau der Weg weitergeht. Meine Frau wusste davon nichts und an einem Tag, als mir alles zu viel wurde, erzählte ich ihr alles. Von der Affäre, dem Kind – und ihre Reaktion war, die Arme aufzumachen, das habe ich so nicht erwartet, so konnte ich mein Herz wieder für meine Frau öffnen.

Bis heute ist es so, dass wir dieses Thema zusammen tragen. Es ist immer Vorsicht da. Das Thema ist präsent und dient uns als Botschaft. Jeden Tag aufs Neue hinzuschauen, wo wir gerade stehen. Wo stehe ich, mit meinen Bedürfnissen und meiner Bedürftigkeit?

Und sind wir ehrlich, unsere Bedürfnisse als Eltern, meine Bedürfnisse als Mann gehen im Alltag immer auch ein Stück weit unter. Jedoch habe ich in den letzten drei Jahren lernen dürfen, dass die intensivste Bindung in meinem Leben die Bindung zu mir selbst ist.

Wenn mir der Alltag zu viel wird, atme ich 2–3-mal tief und komme so ins Jetzt und Hier. Zurück zu mir und meiner Kraft. Denn ich bin Teil dieser

Schöpfung und als solcher verfüge ich über Schöpferkraft. Das ist eine Art gesunde Selbstermächtigung und ein Geschenk des Lebens an uns. Genauso wie Männlichkeit ein Geschenk ist. Und wir dürfen es weiter-schenken.

Dazu gehört auch Vergebung. Vergebung denengegenüber, die uns Ver-letzungen zugefügt oder uns schlecht behandelt haben. Vergeben heißt Raum in uns schaffen, der mit Liebe gefüllt werden kann. Mit Eigenliebe! Ich bin die größte Liebe meines Lebens.

Kontakt: info@schacks-coaching.de

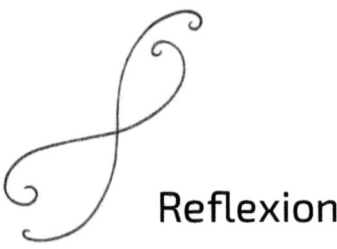

Reflexion

Was tut meinem Kind / meinen Kindern gut, wenn sie mal kränkeln?
Was mach' ich dann als Vater?

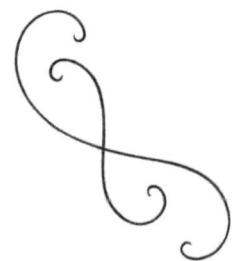

Timo Enuilat

Ich freu mich auf Dich, egal was passiert!

Es fing eher an mit ihrem Wunsch, ein Kind zu bekommen, zu erleben, zu begleiten.

Ich war mir nie ganz sicher, ob ich Kinder haben will, konnte es mir immer vorstellen, aber eben auch das Gegenteil. War schon bei einer Samenspende involviert, aber diese hatte nirgendwohin geführt, war auch unklar in meiner zukünftigen Rolle. Ob Spender, Onkel oder doch irgendwie Vater. Das war auch irgendwie das Reizvolle daran. Diesem Thema näherzukommen, ohne direkt auf jeden Fall diese Haupterziehungsrolle einnehmen zu müssen. Sondern zu schauen, wie sich alles entwickelt. Wie die Mutter, das Kind und ich mich fühle. Und trotzdem wusste ich auch damals schon: Wenn mich das Kind einfordert, muss ich irgendwie da sein. Aber es kam nicht so weit, und so rückte das Thema in den Hintergrund.

Mit R. war es dann so weit. Ich konnte es mir vorstellen, weil da dieser andere Mensch war, den ich liebte, und dann ging auch alles recht schnell. Ein, zwei Monate war das Thema Verhütung Geschichte und schon waren da diese zwei Striche, die eine neue Zukunft andeuten. Die in mir ein Wundern und Vorfreude entstehen ließen, auch wenn alles noch fern schien.

Bei R. erlebte ich noch mehr, in beide Richtungen. Eine riesige Freude, die mich mitnahm, aber auch Angst vor dem Verlust, den sie schon mal in der 8. Schwangerschaftswoche erlebt hatte. Wir hatten zuvor schon darüber gesprochen, mit dem erneuten Schwangersein wurde es ganz neu belebt.

So vergingen die ersten Monate in Freude, Hoffen und immer mal Angst. Angst, die ich nicht empfand und doch annehmen wollte. Nicht hineingezogen werden, sondern mit meiner Zuversicht verbinden. Das Wissen, dass es sein kann, dass dieses Kind nie zu uns kommt. Mein Unglaube, dass es passiert, solange alles gut aussieht. Mir fehlte der Ansatzpunkt für diese Angst, so weiß ich bis heute nicht, wie ich mich fühlen würde, hätte ich es erlebt. Da bin ich ganz und gerne naiv.

Und es war nicht immer einfach, ihre Angst zu erleben und nicht zu beschwichtigen, nicht abzutun. Denn es schien auch teilweise leicht, zu sagen, dass sie sich einfach nicht so Sorgen zu machen brauche. Denn jeder Ultraschall, jedes Herztöne hören, jede spürbare Bewegung war etwas Schönes, ein Lebenszeichen und gleichzeitig ein Anfang einer kurzen-mittleren-langen Pause des greifbaren Lebens. Und umso länger diese Pause ging, umso größer konnte die Verunsicherung werden. Dieses Phänomen ereignet sich sicher nicht nur bei Menschen, die bereits ein Kind verloren haben, aber hier habe ich es auch unter diesem Stern erlebt.

Trotz Schwere und Schwierigkeiten haben wir es gut hingekriegt. Zusammenzubleiben und zusammen zu träumen. Sich mit jedem Schritt etwas mehr freuen, während der potenzielle Verlust dadurch größer wird, durch diesen Menschen, der da wächst.

Die Zeit ist geflogen und im Rückblick verschwimmt manchmal alles. Frage ich mich, ob ich die ganzen Veränderungen mitfühlen konnte. Denn ich habe keinen Vergleich, nur eine Vorstellung. In dieser Idee kam mir alles langsamer vor, als hätte ich mehr Zeit, mich auf die Veränderungen einzulassen. Das Zuhause vorzubereiten, mich einzulesen, die gemeinsame Zeit zu zweit zu genießen, bevor alles anders wird.

Letzten Endes waren es immer wieder Schübe, die mir das Ankommen in dieser neuen Lebenswelt ermöglichten. Ein Urlaub zu zweit, das Vorkochen fürs Wochenbett. Lange Gespräche im Auto über das Aufwachsen und was für ein Umfeld wir uns jeweils wünschen. Das war wichtig und hat gutgetan. Auch weil R. als Krippenerzieherin so viel über kleine Kinder wusste im Vergleich zu mir. Ich habe mich zwar immer dafür interessiert, habe aber eher im Kontakt mit Familien gelernt und der kam erst spät. Da war meine Sozialisierung spürbar. Dass ich beim Aufwachsen kaum kleinere Kinder um mich hatte. Als jüngeres Geschwisterkind niemanden hatte, um den ich mich kümmern sollte, oder in meiner Jugend babygesittet hätte.

Und R. ist mehr eine Planerin, die viel im vorhinein durchdenkt und sich Verschiedenes fragt. Ich mehr jemand, der es im Erleben erlernen will. Für Fehler offen ist und es beim nächsten Mal dann gerne besser machen will. Vielleicht bestätigen wir hier aber auch nur Geschlechterklischees, wer weiß.

Zum Schluss dieser Schwangerschaftsreise kam die Beckenendlage, der letzte Umweg, eigentlich nichts Schlimmes. Und doch ein Hindernis auf dem Weg zur Hausgeburt. Ein Wegweiser zur Klinik, die es R. schwer machte, zu vertrauen.

Und dann zu dritt vereint.

Hallo F., wie schön, dass es Dich gibt!

Ich habe mich immer total auf die Geburt gefreut. Weil ich immer das Gefühl hatte, so etwas mitzuerleben, würde mein Leben verändern. Und ein Stück weit war es auch so.

Mir war es wichtig, dass R. mir vertrauen kann. Dass ich bei der Geburt eine Stütze sein kann und keine Belastung. Mir war bewusst, dass viel nicht in meiner Hand lag und gleichzeitig ein zentraler Teil.

So versuchte ich, mich ganz auf R. zu konzentrieren, ihre mentale Stütze zu sein. Umso mehr, da wir nun im Krankenhaus waren und nicht wie geplant zu Hause.

Es war verrückt für mich, zu merken, wie diese Liste in meinem Kopf auftauchte, die ich mit R. zusammen für ein Geburtsplanungsgespräch erstellt hatte. Durch einen vorzeitigen Blasensprung kam es nie zu diesem Gespräch mit der Klinik. Aber ich konnte in meinem Kopf ankreuzen, wie all das passiert, was R. sich nicht gewünscht hatte: Dauer-CTG, Gebären in Rückenlage, stressige Umgebung mit vielen Menschen, Powerpressen.

Sie tat mir leid in ihrer Vorsicht und ihrem Weitblick, der ihr zwar verhalf, sich auf etwas Ungewolltes vorzubereiten, aber es nicht verhinderte. Und ich hatte auch nicht das Gefühl, dass das Krankenhaus es schlecht macht. Eben nicht auf die Art und Weise, die R. für eine Geburt brauchte und sich wünschte.
Wir waren immerhin glücklich, als in den frühen Morgenstunden nach dem Blasensprung die Nachricht kam, dass eine vaginale Geburt möglich sei. Danach war vieles leichter.

Einer der schwersten Momente dieses langen Tages war die letzte Phase der Geburt, in der F. zu uns kam. Ich an R.'s Kopf stand und ihre Hand hielt, während sie alles gab. Ich war da ganz bei ihr und hatte mich fast vergessen. Ich hörte, wie die Ärtz*innen am Fußende von ihr standen und „mehr, mehr, mehr, stärker, stärker" verlangten.

Später tauschten wir uns darüber aus, dass wir beide es so empfunden haben, als würde R. nicht genug geben oder etwas falsch machen, auch wenn ich gar nicht daran glaubte, mehr spürte, wie sehr sie alles gab. Es war nicht schlimm genug, als dass wir danach das Gespräch mit dem Kreißsaal gesucht hätten. Und doch intensiv genug, als dass es später in der Erinnerung nicht wie eine trübe Flüssigkeit Schlieren zog und die freie freudige Sicht auf dieses Erlebnis erlaubt hätte.

Mir war vor dieser Schwangerschaft, diesem gemeinsamen Erleben und diesem Lernen durch R. nicht bewusst gewesen, welch eine riesige Welt die Geburt und die Schwangerschaft ist. Wie sehr diese eingenommen wurde von der Medizin und den Ärzt*innen.

Ich will nicht gegen diese hetzen und finde, sie haben ihr Anrecht und ihre Expertise. Aber aus meiner Erfahrung gehen viele von ihnen an das Thema Geburt als eine Wissenschaft heran, bei der die Gebärende irgendwie mitgedacht werden muss. Das habe ich bei den Hebammen anders erlebt und bin sehr dankbar dafür. Dort konnte ich viel mehr Bestärkung in R. entdecken, die von sich aus gebären kann, vielleicht sogar ohne äußere Hilfe. Mit dem Gedanken, da ist jemand da, wenn ich ihn brauche. Ich bin gespannt, ob es ein zweites Mal für uns gibt. Ob wir dort eine zweite Chance kriegen für eine selbstbestimmtere Geburt in unserem Rhythmus. Eine zweite Schwangerschaft mit vielleicht weniger Angst, weil F. hier ist und ja zum Leben sagt.

Zwei weitere letzte Gedanken:
1. Ich will irgendwie nicht Papa / Vater genannt werden. Ich spüre, dass ich Mann bin. Dass ich mich in guten Teilen männlich verhalte. Mehr kör-

perliche Arbeiten als R. verrichte. Weniger über Pflege und Kindererziehung weiß, seltener weine und mit weniger (?) Sehnsucht einen Tag alleine ohne F. verbringen kann, zwei Monate in Elternzeit bin, während es bei R. zwanzig sind. Das spüre ich und trotzdem gibt es Seiten an mir, die kein Vater sein wollen. Weil ich damit noch mehr verbinde, nämlich emotionale Distanz, vierzig Stunden die Woche arbeiten, Fußball spielen, Paternalismus und noch vieles mehr. So versuche ich meine Rolle zu finden. Meinen Namen in dieser Familie. Ich hoffe, es gelingt mir, und ich kann da sein für R. und für F., ohne dass meine auch für mich negative Männlichkeit unser Leben zu sehr prägt.

2. Ich kann jetzt viel mehr verstehen, warum manche Menschen keine Kinder haben wollen. Und das ist so verrückt, weil ich mich gleichzeitig so sehr freue, Elternteil zu sein. Aber es ist eben auch wahnsinnig anstrengend! Und das kann ich mir eingestehen, ohne zu bereuen oder mich zurückzuwünschen. Es lässt mich einfach nur verständnisvoller nicken, wenn Person XY erzählt, dass er*sie aus diesen und jenen Gründen keine eigenen Kinder möchte. Gleichzeitig kann ich mich voller Freude und Leuchten mit anderen darüber austauschen, wie schön es ist. Wie viel dadurch entsteht. Eine verrückte Mischung!

Und nun wirklich zu allerletzt ist es wohl sinnbildlich, dass ich gerne mehr sinniert, mehr geschrieben, mehr hin- und hergewälzt hätte, was ich hier teilen will, aber die Zeit fehlt.
Gerade habe ich die Küche sauber gemacht, während R. und F. schon im Bett liegen und 22:05 h kommt mir wahnsinnig spät vor.
Nun schmus ich mich dazu und wünsche Euch vielleicht einen guten Start, ein munteres Weiter und ein offenes Werden.

Kontakt: enilua@posteo.de

Shevek K. Selbert

Sich selbst ein Vater werden und sein?

Verspätete Vaterschaftstipps an mich selbst

> STANDARD: *Was ist denn noch einmal genau der Kampf?*
> Knausgård: *Wir haben Eltern. Wir bekommen Kinder.*
> STANDARD: *Also das Leben selbst.*
> Knausgård: *Das Leben selbst.*
>
> *(Interview von Bert Rebhandl mit Karl Ove Knausgård im STANDARD, 22. Juli 2017).*

Wir wollten eigentlich nur etwas abgeben, aber schon wurden meine Frau und ich vor wenigen Tagen durch den neuesten, eindrucksvoll gebauten und eingerichteten Kindergarten unseres Städtchens geführt. „Hier melden wir dann unser drittes Kind an!", scherzte meine Frau mit dem Leiter, den wir als Erzieher aus der Kindergartenzeit unserer Kinder kennen. „Huch, von einem dritten Kind wusste ich noch gar nichts", scherzte ich mit (unsere „Familienplanung" erklären wir regelmäßig für „abgeschlossen"). „Überraschung!", lachte er.

In der kommenden Nacht verarbeitete mein Unterbewusstsein diese „Überraschung": Im Traum war ich unterwegs und verzettelte mich wie üblich und saß verirrt und verwirrt in einem Zug, ohne Orientierung darüber, woher oder wohin und auf welchen Strecken ich eigentlich unterwegs bin. Da meldet sich meine Frau mit: „Das Baby kommt! Wo bist du? Komm schnell!", und ich denke noch „Welches Baby?!", breche aber schon in Panik aus und habe, überfordert von Streckenplänen und Abfahrtszeiten, keine Ahnung, wie ich zu ihr kommen soll, weiß nur, dass ich mich von ihr wegbewege. Kurz darauf schickt sie Fotos, das Baby ist da, unser Baby, unser drittes Kind, und ich kann es nicht fassen: Das Mädchen sieht exakt wie meine Mutter auf ihren frühesten Fotos aus. Schon jetzt, frisch geboren, hat sie die späteren schwarzen Locken und das Gesicht meiner Mutter, die starb, als ich zehn Jahre alt war.

Die Vorstellung, Vater meiner eigenen Mutter zu werden, die ihrerseits viel Pech mit ihren Vätern (adoptiert) hatte, trifft mich sehr. Muss/will ich auch noch Vater meiner Eltern sein? Muss ich nicht vor allen Dingen meinen Kindern Vater sein? Aber kann ich das mit meiner Geschichte überhaupt, ohne auch noch mir selbst ein guter Vater zu sein?

Also versuche ich, mir im Folgenden ein guter Vater zu sein, und gebe mir selbst, um viele Jahre verspätet, die Ratschläge, die mir vielleicht geholfen hätten.

Etappe 1: Kinderwunsch

„Mein Dasein als Möglichkeit deines Seins betrachtet"
(Kertesz, Kaddisch, S. 11, 22, 23, 40, 94).

Du wirst deine eigene kleine Welt für so schlecht halten, dass Dir die gesamte Welt schlecht vorkommt. Und in eine schlechte Welt kann man doch kein Kind holen wollen, denkst Du. Wenn ein Kind so hilflos den elterlichen Begrenzungen ausgeliefert ist und sich der elterlichen Wirklichkeitsauslegung beugen muss, denkst Du, möchtest Du lieber kein Kind haben. Du willst nicht riskieren, dass es dann Dir und Deinen Begrenzungen ausgeliefert ist und sich Dir und Deiner Wirklichkeitsauslegung beugen muss.

Im Alter von 20 wirst Du allerdings Deine Lebensliebe kennenlernen und mit ihr gemeinsam schrittchenweise eine bessere eigene kleine Welt aufbauen. Nach wenigen Jahren Beziehung wirst Du einen Traum haben, in dem du einen kleinen Jungen hochhebst, und Du weißt, dass es Dein

Kind ist. Das Kind im Traum, diese Verbindung wird Dir erst viele Jahre später auffallen, trägt die gleiche Latzhose wie Du auf Deinen Kinderfotos. Im Traum bist Du so schon Vater gewesen, lange bevor Du wirklich Vater werden würdest. Wenige Jahre später gefällt Euch beim Einkaufen ein Babyhemdchen so sehr, dass Ihr es kauft. Ohne groß darüber zu sprechen, hängt Ihr es eingerahmt ins Schlafzimmer. Wie ein stiller Pakt. Wie ein unausgesprochenes Versprechen an Euch selbst.

Im Alter von 30 wirst Du Dich dann bereit fühlen. Deine Mutter starb mit 30, also wirst Du sie jetzt überleben. Du wirst Dir eines ihrer Tattoos stechen lassen und es halb ironisch, halb ernst zum Familienwappen erklären. Und Du wirst jetzt wirklich tatsächlich ein Kind auf die Welt holen wollen. Du willst die Familiengeschichte nicht nur fortsetzen, sondern zugleich zum Guten wenden. Du willst den Kreislauf der Wiederholung durchbrechen. Du willst es besser machen, unbedingt besser machen. Du willst die Kette unzureichender Väter durchbrechen und gut sein. Zumindest gut genug.

Im Nachhinein, spät, aber nicht zu spät, gebe ich Dir folgenden Rat: Du bist keinem bösen Schicksal unterworfen. Du bist nicht dazu verurteilt, das ganze geerbte Unglück weiterzutragen und weiterzugeben. Du hast das Recht, das Unglück zu überleben und mit einer eigenen kleinen Familie etwas Neues zu erreichen. Du hast das Recht, Dein Glück zu suchen und, nach aller Möglichkeit, das Glück zu mehren.

Etappe 2: Schwangerschaft und Geburt

„Alles nur, um dich zu beschützen.
Ich existiere für den Fall, dass du beschützt werden musst."
(Jonathan Safran Foer, Alles ist erleuchtet, S. 317).

Ihr glaubt nicht an Fügung, aber trotzdem schmeichelt es Euch, dass es nach Eurem Entschluss sofort zur Schwangerschaft kommt. Die schöne

Zeit der Vorbereitung, die zauberhafte Wirklichkeit der regelmäßigen Ultraschallfotos, der etwas ahnungslosen, aber beglückenden Einrichtung eines „Babyzimmers" (mit einem Gitterbettchen, das es in einer Zukunft mit Familienbett gar nicht erst hätte geben müssen). Du wirst trotz aller biologischer Bescheidenheit *Wir* sind schwanger" sagen. Du wirst bei jedem Frauenarzttermin dabei und willkommen sein. Du willst nichts verpassen. Du wirst dieses „Pünktchen" auf dem Ultraschall sofort und schlagartig lieben. Du wirst sogar E-Mails schreiben an dieses Pünktchen. Du wirst Dinge schreiben wie:

1. „Liebes Pünktchen, das erste Mal haben wir Dich gesehen! [...] Wie herrlich und befreiend es war, Dich zu sehen! Zu sehen, dass es Dich gibt! [...]" (5. Schwangerschaftswoche)

2. „Liebes Pünktchen. Es ist nicht zu fassen: Jetzt bist Du da, jetzt gibt es Dich. Jetzt haben wir Dein Leben zu verantworten. Jetzt müssen wir das Richtige tun. Wenn es ums Leben geht, vor allem aber, wenn es um das Leben eines anderen geht, ist es unbedingt wichtig, das Richtige zu tun. Das Richtige muss nicht einfach sein und ist es erfahrungsgemäß auch nicht. [...] Diese Woche heißt es, hat Dein Herz begonnen zu schlagen. Du hast und bist bisher nicht viel mehr als ein Herz, aber dieses hat angefangen zu schlagen. Du bist nur ein Pünktchen, aber Du bist unser Pünktchen. [...] Jetzt darf man ‚Fötus' sagen und sogar Deine Fingerabdrücke hast du schon. Ist das nicht der Wahnsinn?! Ein Gesicht UND Fingerabdrücke! [...]" (10. Woche).

3. „Liebes Pünktchen, das ist der Wahnsinn, seit vorgestern, pünktlich zum sechsten Monat, können wir Dich spüren! Jetzt bist Du nicht nur Bilder und ein Bauch, sondern ein Wesen, das treten kann. Und wenn wir ein Mikrofon auf Mamos Bauch legen, können wir Dich tauchen und tanzen hören! [...]" (20. Woche).

4. „[...] Jetzt wissen wir, dass Du gerne Deinen Fuß in den Mund nimmst. Und wie toll Du Fruchtwasser trinken kannst. [...] Laut Lehrbuch bist Du nun fast 28 cm groß, also schon so groß wie ein Schnabeltierweibchen! Wir lieben Dich so" (22. Woche).

5. „Wir können Dich kaum erwarten" (25. Woche).

6. „[...] Von Deinem Oberschenkel aus gerechnet (5,3cm!), d. h. mal sieben genommen, bist Du jetzt 37 cm groß. Damit bist Du so lang wie eine Giraffenzunge. Oder wie Stachelschweinstacheln. Also echt jetzt, ich habe es nachgeschlagen. [...]" (29. Woche).

7. „Liebstes Pünktchen, viiiiiiiel ist passiert. [...] Dein Herz klang wieder wie Musik und Dich zu sehen war grandios! [...] Oberschenkel: 6,2 cm. Mal sieben genommen also stolze 43 cm (Wer auch immer sich diese Regel ausgedacht hat, ich wäre demnach ungefähr drei Meter fünfzig. Bin ich aber nicht, habe es nachgemessen.) [...]" (31. Woche).

Du wirst Dich oftmals unnütz fühlen und etwas hilflos danebensitzen, während Deine Frau nichts weniger leistet, als einen Menschen herzustellen. Viel mehr als jede Woche ein Bauchfoto schießen, um eine Collage zu schneiden, und *da* zu sein, kannst Du kaum tun.
Bei Beginn der Wehen kannst Du immerhin ein Auto zum Krankenhaus steuern. Die Nacht der Vorwehen wirst Du schlafen, während Deine Frau neben Dir schlaflos leidet. Keine Hilfe. Ausgerechnet während Du das Auto umparken sollst, platzt die Fruchtblase. Nutzlos. Im Kreißsaal kannst Du Deiner Frau wenigstens die Sauerstoffmaske halten und sie beständig zum Atmen auffordern, beunruhigt wegen der einbrechenden Sauerstoffsättigung. Immerhin etwas. Von allem überwältigt und glücklich betäubt siehst Du, wie die Hebamme die Nabelschnur durchtrennt. Mist. Wenigstens das hättest Du doch tun können. Verpasst.

Das Stillen vervollständigt Dein Gefühl der Nutzlosigkeit. Deine Frau und Deine Tochter werden einander eine Innigkeit und Verbundenheit schenken, während Du mit schlechtem Gewissen nutzlos daneben liegst. Du wirst Dir oft heimlich vorwerfen, wie viel Schlaf Du bekommst.

Im Nachhinein, spät, aber nicht zu spät, gebe ich Dir folgenden Rat: Du bist gar nicht so nutzlos, wie Du glaubst. Du kannst überhaupt nichts dafür, dass die Natur keinen Wert legt auf Geschlechtergerechtigkeit. Du bist nicht wertlos, nur weil Du keine Milchdrüsen hast. Du bist kein schlechter Partner, weil Du schläfst.

Etappe 3: Das erste Jahr

> „Jetzt sind wir nur noch hier, um Erinnerungen für unsere Kinder
> zu sein. [...] Als Eltern ist man der Geist der Zukunft seiner Kinder."
> (Interstellar, min. 37:40)

Du wirst nichts verpassen wollen. Willst alles mitnehmen. Bei beiden Kindern Babyschwimmen, Babymassagekurs, Babyspielkurs in der Hebammenpraxis, dann Spielkreis, später Kinderturnen. So wenig wie möglich arbeiten, um Zeit zu haben und *da* zu sein. Kindergarten so spät wie möglich. Nach einem Jahr Elternzeit wird Deine Frau beide Male wieder in ihre Bürotage zurückkehren. Du aber bleibst zu Hause und bist *da*. Anstellungen und selbst die Doktorarbeit legst Du so an, dass Du *da* bist. Und trotzdem wirst Du immer überzeugt sein, zu scheitern. Nach Deinen Mails in der Schwangerschaft (ein Freund sagte liebevoll: „Du bist ein Freak") ist es ab der ersten Geburt eine private Facebook-Gruppe, später nur noch der Familienchat, in denen Du Dein Glück und Deinen Stolz und Deine Liebe für Deine Kinder festhalten und andere teilhaben lassen willst. Du führst Geburtserinnerungsbücher und Monatsporträt-Collagen, dann Kindheitserinnerungsbücher, dann Foto-/Ausfüllhefte für Geschwistererinnerungen und die Einschulungen, zeichnest lustige Szenen aus dem Alltag als Familienstrips. Alles willst Du festhalten. Was suchst Du?

Wem willst Du etwas beweisen? Für wen machst Du das alles? Und wieso kannst Du es überhaupt nicht als Verdienst sehen, sondern nur als Scheitern. Du siehst nie, was da ist, sondern immer, was fehlt. Immer nur, was Du *nicht* geschafft hast. Was Du eigentlich auch noch hattest tun wollen. In beiden Babyphasen wirst Du zusammenbrechen und Dich vollkommen untauglich fühlen. Du wirst Dir unter Tränen vorwerfen, das alles gar nicht zu können. Du wirst Dich selbst davon überzeugen, dass die Vaterrolle nur eine weitere Rolle sein wird, an der Du scheitern wirst.

Im Nachhinein, spät, aber nicht *zu* spät, gebe ich Dir folgenden Rat: Wenn Du mit dem nicht zufrieden sein kannst, was Du hast, wirst Du niemals zufrieden sein. Du musst lernen, Dich zu feiern. Du musst es Dir wert sein. Du musst Dich und Dein Tun wertschätzen lernen, sonst bleibst Du weiterhin Dein einziger Feind.

Etappe 4: Vater sein – Mann sein?

> „[...] und Schreckensherrschaft bedeutet in jedem Fall
> Vater-Herrschaft"
> (Thomas Bernhard, Ungenach).

> „Vor dem Vater und vor Gott sind wir immer schuldig"
> (Imre Kertész, Kaddisch für ein nicht geborenes Kind, S. 144).

Deine erste intensive Erfahrung als „anderer" Vater hast Du noch während der ersten Schwangerschaft. Auf einer Dienstreise im Zug schreibst Du an Dein ungeborenes Kind:

> Heute, da ich zu schreiben beginne, ist „Vatertag". Und ich erlebe, als was Vatertag gilt: Im Zug sitzend höre ich hinter mir Betrunkene lallen, die, auf dem Boden sitzend, Nervengift trinken. Immer wenn die Tür aufgeht, höre ich sie noch lauter und rieche ihr Bier. So ein Vater werde ich nicht sein.

Im Geburtsvorbereitungskurs triffst Du erstmals mit anderen werdenden Vätern zusammen. Einmal werdet Ihr für eine „Männerrunde" in den Nebenraum geschickt. Du wirst Deinen Ohren nicht trauen, dass Fußball und Kneipenbesuch die einzigen Themen sind. Du wirst stumm bleiben. Und Dich einsam fühlen. Du wirst Dich wie immer fragen, was mit Dir eigentlich nicht stimmt. Und Dich fragen, an wem oder woran Du Dich eigentlich orientieren kannst.

Du wirst mit den Müttern immer sehr viel besser klarkommen als mit den Vätern. Was zum Glück insofern einfach ist, weil die Väter sowieso selten zu sehen sind. Für Hilfe beim Plätzchenbacken, Laternenbasteln und Theaterschminken wird dann sowieso meist nach „Muttis" gefragt. Du meldest Dich trotzdem. Erst recht. Im Kindergarten freust Du Dich auf den Väter-Kurs mit wöchentlichen Treffen. Du steigst euphorisch ein, verstummst aber schnell. Die anderen, scheint Dir, sind sich mit ihren Problemen und Lösungen einig. Du, so kommt es Dir vor, bleibst mit Deinen Problemen und Lösungen alleine und unverstanden. Beim Abschlussessen fühlst Du Dich einsam. Alle trinken Alkohol, sprechen von Fußball, Hausfinanzierung und Neubaugebieten. Dir käme es auf *anderes* an. Du wirst Dich wieder fragen, was mit Dir eigentlich nicht stimmt. Du kannst nichts als Vorbild gelten lassen. Du stellst diese Einsamkeit auch her, weil Du sie genießt.
Du weißt, dass das etwas schief ist, aber Vatersein wird für Dich immer auch verbunden sein mit Mannsein und damit mit Schlechtsein und Arschlochsein. Irgendwie heißt Vatersein für Dich immer zuerst, nicht *da* zu sein oder kalt zu sein, abwesend oder abweisend zu sein. Du willst so unbedingt gerne *anders* Vater sein. Du willst so unbedingt gerne *anders* Vater sein, dass Du sicherheitshalber am liebsten eine zweite Mutter wärst. Deine Kinder werden Dir helfen und werden Dich „Baba" nennen und sich über das „Papa" der anderen wundern. Als könntet Ihr miteinander die Welt neu erfinden.

Im Nachhinein, spät, aber nicht *zu* spät, gebe ich Dir folgenden Rat: Du bist biografisch so programmiert, alles für *Deine* Schuld zu halten. So wirst Du jede Normalität zwar ablehnen, aber gleichzeitig auch Deine Andersartigkeit als Versagen empfinden und an Dir zweifeln. Dabei weißt Du doch schon, dass diese Unterwerfung überhaupt gar nicht sein muss. Leben ohne Vorlage heißt auch: Entwurf sein dürfen.

Etappe 5: Heilen

> *Mann: Weil ich die Trauer überwunden habe?*
> *Vogel: Keineswegs. Du hast die Hoffnungslosigkeit überwunden.*
> (Max Porter, *Trauer ist das Ding mit Federn*, S. 115).

> *Was wäre damit getan, daß man hingeht und den Vater tötet!*
> *Wir sind aus einem einzigen Leib: wer sich vergißt, vergißt*
> *seinen Sohn; wer seinem Vater ausweicht, weicht sich selber aus.*
> *Und jeder, der sich gehen läßt, vergrößert das Unüberwundene.*
> *Von keinem Toten mehr abzutragen, wirkt es in die Lebenden hinauf,*
> *die nicht wissen, was sie zerstört; es wuchert fort und fort,*
> *bis ein Lebender es weiß und es abträgt – in sich –.*
> *Der Tod ist nicht einfach ein Nichts, ein Aufhören ins Unverbindliche;*
> *im Leben muß es getan werden.*
> (Max Frisch, *Die Schwierigen*, S. 277)

Vor ziemlich genau vier Jahren hatte ich einen anderen Traum notiert: Ich bin zu Besuch bei meinem Vater, mit dem ich schon lange keinen Kontakt mehr habe. Er zeigt mir seine neuesten technischen Anschaffungen. Es klingelt und draußen steht ein Junge mit Rucksack und Plastiktüte. Ich erkenne ihn sofort und erschrecke sehr. Als ich in die Knie gehe, um mit ihm zu sprechen, sehe ich ihn an und mir bleibt die Luft weg, Tränen schießen mir in die Augen. Er ist irritiert, ich reiße ihn in meine Arme und schluchze laut und bebe vor Weinen. Das bin ich selbst, die frische Halbwaise, wie ich mit elf zum Vater ziehen muss. „Es tut mir so leid, Du wirst hier so viel durchmachen müssen", sage ich, schrecke auf, bin wach und habe ein verweintes Gesicht.

Deine Mutter war an einer Überdosis Heroin gestorben und Dein Vater konnte Dich nicht gebrauchen. Du hast über Jahre hinweg tot sein wollen und erst mit 20 Jahren den Auszug geschafft. Deinen Vornamen hattest Du schon länger nicht mehr freiwillig und nur unter Schmerz genutzt. Ein Name wie eine Voodoo-Nadel. Du hast Dir einen neuen, eigenen Namen gefunden. Als hättest Du das weinende Kind in Dir umgebracht und einen Neuanfang gewagt. Zehn Jahre später wirst Du, selbst bald Vater, den Kontakt mit dem Vater wieder aufnehmen. Damit er die Chance hat, wenigstens Großvater zu sein, findest Du. Als Dein erster Aufsatz erscheinen soll, gehst Du endlich zum Amt und nimmst Deinen selbst gewählten Namen an. Du willst endlich Du selbst sein. Du willst gesehen werden, wie Du bist, und geliebt werden, wie Du bist. Als Du Deinem Vater die Namensänderung mitteilst, bricht er den Kontakt ab. Er kenne Dich nicht, sagt er. Und will Dich offenbar auch gar nicht erst kennenlernen. Wieder Jahre später tut er Dir plötzlich furchtbar leid. So groß ist dieses Mitleid, dass Du plötzlich so viel Liebe zu geben glaubst, dass Du Dir vorstellst, wie Du Deinen Vater in den Arm nimmst und dann, weil er plötzlich ein Kind ist, auf den Arm nimmst. Und Du hältst ihn und sagst ihm, dass auch er nur ein Kind ist.

Im Nachhinein, spät, aber noch rechtzeitig, gebe ich Dir folgenden Rat: Du trägst keine Schuld an Deiner Geschichte. Denn Du bist verdammt noch mal das Kind in dieser Geschichte. Kinder können niemals schuldig sein. Du hast Deine Geschichte überlebt. Du bist der Mensch geworden, den Du als Kind gebraucht hättest. Du musst aber noch lange kein Held sein. Du musst nicht auch noch Deine Eltern beeltern. Dein Vater ist überhaupt kein Kind, sondern selbst verantwortlich für sein Leben. Dich selbst musst Du endlich beeltern. Du musst für Dich da sein. Auch Dir selbst das Glück gönnen. Du musst sehen, was Du schaffst. Und nicht, was Du nicht schaffst. Du musst auch Dich selbst lieben lernen. Du bist Dein drittes Kind. Du bist Dein vernachlässigtes Kind. Schenke Dir, was Du Deinen Kindern schenken willst: Da sein und bleiben. Am Leben bleiben, so lange es geht. Ansprechbar sein, so lange es geht. Verständnis aufbringen. Verurteilungen im Zaum halten. Gönnen können. Loslassen. Am Kennenlernen interessiert bleiben. Würdigen. Fehlerkultur. Willkommen. Kuscheln. Umarmen. Quatschmachen. Das Gute wollen. Umdenken. Helfen. Unterstützen. Ermöglichen. Ehrlich sein.

Es wird nie leicht sein, aber Du wirst richtig sein, solange Du Du selbst bist. Und wie Du es gemacht haben wirst, wird ohnehin nicht von Dir erzählt werden, sondern von Deinen Kindern. Das ist dann wiederum ihre Geschichte.

Konakt: Shevek.K.Selbert@gmail.com

Martin Solleder

Unsere Rolle als Mensch, als Mann, als Vater, als Partner

– (m)ein Bericht über das Vaterwerden & das Vatersein

Lange Zeit habe ich gedacht, ich kann und darf erst Vater werden, wenn ich reif genug bin. Den Gedanken habe ich zum Glück aufgegeben.
Jetzt bin ich 43 Jahre jung und seit mittlerweile über acht Jahren Vater. Die Erfahrung, meinen männlichen Teil dazu beizutragen, dass die Mutter unseres gemeinsamen Kindes schwanger wird, während der Schwangerschaft für sie und das Kindchen im Bauch da zu sein, die Geburt aktiv zu erleben und danach meine Rollen zu übernehmen, die hat sich in mein Herz und meinen Kopf eingebrannt!

Seitdem unser Mädchen gut zwei Jahre alt ist, haben wir beide Eltern die Liebespartner-Rolle aufgegeben. Wir dürfen uns glücklich schätzen, dass wir nach wie vor liebevoll und freundschaftlich verbunden sind.

Phase I: Die Entscheidung, gemEINSam Eltern werden zu wollen & die Zeit der Schwangerschaft

Ich erinnere mich noch an meinen Blick durch die rosa Brille: Mensch, war ich verliebt! In unserer Partnerschaft pflegten wir von Anfang an einen sehr offenen und ehrlichen Umgang miteinander. Wir haben natürlich auch über das Thema Verhütung gesprochen. Schnell war die wahrhaftige Entscheidung gefällt: Die einzige infrage kommende Verhütungsmethode Kondom möchten wir nicht, weil da bei der Vereinigung etwas zwischen uns stehen würde. So haben wir uns entschlossen, nicht zu verhüten. In beidseitigem Einvernehmen war uns beiden klar: „Wenn ein Kindchen kommen will, dann soll es kommen!"

Und es wollte kommen. Und zwar schnell: Nach circa einem Monat war meine Partnerin schwanger! Wow, ein Schwangerschaftstest, der positiv anzeigt. Noch mehr wow, dann wirklich den Bauch heranwachsen zu sehen, die Bewegungen des Kindchens zu sehen und zu spüren, den Herzschlag zu hören.

Die Ungeduld, zu warten, bis die Schwangerschaft wirklich „sicher" ist, um endlich meinen eigenen Eltern berichten zu können, dass sie auf dem Weg sind, Großeltern zu werden ...

Die Freude, den Prozess der Entwicklung zu erleben ...

Die Motivation, mich nicht nur auf meine Partnerin und ihre Erfahrung als Mutter (sie hat aus einer vorhergehenden Beziehung schon zwei Jungs) zu verlassen, sondern mich selbst zum Thema schlauzumachen und dadurch sicherer zu werden ...

Die Notwendigkeit, mich als Partner zurücknehmen zu müssen, weil die Frau einfach eine andere ist ...

Das Unverständnis, wie andere Eltern sich von ihren Ängsten leiten lassen können: Ultraschall, Kaiserschnitt, Medikamente, Krankenhaus ...

Für uns war klar: Wir besinnen uns auf unsere ureigenen Wurzeln, orientieren uns an dem uralten Wissen, dass wir Menschen Kinder natürlich und im Vertrauen gebären können. Meine Partnerin ist selbst als Doula, Schwangerschaftsberaterin, Frauenkreisleiterin ... tätig. Sie hat schon in ihrer Kindheit gesagt: „Ich möchte einmal Mutter werden!" Es fiel mir leicht, mich auf diesen Weg voll einzulassen.

Was noch wichtig ist: Wir haben nicht einen einzigen Ultraschall machen lassen! Unsere Hebamme, der ich nach wie vor für ihre naturnahe Herangehensweise sehr dankbar bin, hat „nur" mit einem Hörrohr aus Holz gearbeitet.

Phase II: Die Geburt bzw. die Niederkunft

Wir haben unser Mädchen alleine (ohne Hebamme) und zu Hause auf die Welt gebracht! Und eins gleich vorneweg: Ja, es ist alles „gut" gelaufen!

Nach wie vor schaue ich immer wieder mal meine Hände an: Wow, mit diesen Händen durfte ich mein Mädchen empfangen, als es aus dem Mutterleib gekommen ist! Mir kommen immer wieder die Tränen, wenn ich mir dessen bewusst werde. Mindestens einmal pro Jahr erzähle ich diese Gegebenheit meinem Mädchen, weil es einfach die krasseste Erfahrung ist, die ich bisher in meinem Leben machen durfte.

Die Zeit, als klar war, jetzt kann es sich nur noch um Tage handeln, bis „es so weit ist", war nervenaufreibend. Der Bauch war sooo dick, dass wir dachten: „Da müssen doch zwei Kindchen drin sein!" Meine Partnerin, die in einem sehr guten Kontakt zu sich und ihrem Körper ist, hat alle paar Tage gesagt: „Jetzt ist es so weit!" Danach kam immer wieder die Ernüchterung: Fehlalarm!

Puuuuh ...

Ich erinnere mich noch sehr gut an den Tag, als es wirklich so weit war: Wir haben aus irgendeinem Grund gestritten. Nach wie vor könnte ich mir in den Allerwertesten beißen, dass ich in dieser Situation nicht kraftvoll genug war und meinen Teil zu dem Streit beigetragen habe. Mir war nämlich sehr wichtig, für meine Partnerin und die werdende Mutter da zu sein, ihr den Raum zu halten, mich und mein Ego zurückzunehmen. Sei es drum ... Vergangenes können wir nicht ändern. Als mal wieder die Aussage kam, dass es so weit ist, meldete sich mein Unglaube: „Jaja, das habe ich jetzt schon öfter gehört." Als plötzlich eine Menge Wasser aus der Vagina geschossen kam, das Fruchtwasser, war es deutlich: JETZT ist es so weit, es geht los!

Aaaaaaah, Aufregung!

Liebe Männer, ich lade uns alle ein, uns genau zu überlegen, WER das stärkere Geschlecht ist! Ich glaub', definitiv die Frauen! Was die während einer Schwangerschaft, der Geburt und danach zu leisten haben, ist wirklich enorm! Und das dürfen wir als Männer und Väter, als Gesellschaft erkennen und vor allem anerkennen.

Daher an der Stelle meinen tiefsten Dank & meine Anerkennung an Euch Mütter!

Auch wenn ich damals wie heute viele physiologische Gegebenheiten noch nicht ganz gecheckt habe, in dem Moment war klar: Jetzt geht die Geburt los. Das Stöhnen der Frau, die Wellen und die Intensität der Wehen von außen zu erleben, meine Unsicherheit, was ich zu tun habe ...
Wir haben mit einem Geburtstuch „gearbeitet", das an der Decke aufgehängt ist. Die werdende Mutter kann sich daran festhalten und dadurch entlasten. Ich konnte zuschauen, wie die Vagina sich öffnet und da „etwas" zum Vorschein kommt. Wie beruhigt war ich, als ich gesehen habe, dass es das Köpfchen war! Das Köpfchen wurde größer und wieder kleiner. Vor und zurück. Bis es irgendwann ganz draußen war und der Rest plötzlich auch rausflutschte. In diesem Moment war mein Verstand irgendwo, ich habe einfach nur noch intuitiv agiert und reagiert. Wenn ich diese Zeilen schreibe, kommen mir wieder die Tränen, weil es sooo bewegend war und ist.

Es war so weit: UNSER Kindchen war geboren, hatte das Licht der Welt erblickt – ich hielt es in meinen Händen!!! Krass-o-mat, ich bin jetzt wirklich Vater! Doch was war da noch? Eine Unmenge eines Mischmaschs von Blut, Schleim und was weiß ich, was das alles war – es war viel! Das Empfinden von Ekel gab es nicht. Es war einfach so, wie die Natur es gemacht hat. Und das ist gut so. Und da war noch was: Eine Nabelschnur, die am Kindchen „angeknüpft" war und in den Mutterleib hineinführte.

Dann setzte mein Verstand wieder ein. Da wir keinen Ultraschall gemacht hatten, wollte ich jetzt wissen, ob „es" ein Junge oder ein Mädchen ist ... ein Mädchen!

Und nein, es war immer noch nicht vorbei. Es folgte noch die Plazenta-Geburt.

Unsere Hebamme war im Vorfeld informiert und vorbereitet, dass es bald losging. Wir haben uns jedoch bewusst zu einer Alleingeburt entschlossen. Sie kam erst 15 Minuten nach der Geburt. Ihre Anwesenheit war ein Segen für mich: Während dem Prozess war mir das alles nicht bewusst, doch dann war klar, wie groß meine eigene Anspannung war. Durch ihre Präsenz konnte ich loslassen und hatte erst mal einen kleinen Nervenzusammenbruch. Ich erinnere mich noch, wie frei ich weinen und schluchzen konnte und vor allem musste! Sie hat einen Großteil des Reinigens übernommen – zum Glück hatten wir einen Fliesenboden.

Ein weiterer wichtiger Schritt in dieser Phase in Bezug aufs Vatersein und Elternsein: Nachdem unser Mädchen „draußen" war, hab' ich es natürlich bewusst und ehrfürchtig der Mutter überreicht. Wow, was für Gefühle! Später hat auch sie es mir dann bewusst überreicht. Mit dem Bewusstsein, dass ich ja auch da bin und eine essenzielle Rolle trage. Dieser Schritt hat enorm viel zur der intensiven Bindung und dem Vertrauen zwischen meinem Mädchen und mir beigetragen. Ich bekomme in meinem beruflichen Wirken oft mit, dass Mütter das Kind nicht loslassen können. Und so wie mancher Mann drauf ist, wundert mich das auch nicht ...

Phase III: Nach der Geburt – Vatersein

Schon in der Schwangerschaft, vor allem in den letzten Monaten und Tagen vor der Geburt war mir bewusst: Ich bin nicht nur der, der seinen Samen gibt und dann der Versorger im Sinne von Geldverdienen ist. Mein Bedürfnis war groß, zu meinem Kindchen schon im Vorfeld eine Bindung aufzubauen.

217

So war es auch nach der Geburt. Ich war mehrere Wochen einfach nur zu Hause und war auf einmal Haushälter: Der Mutter leckeres Essen zubereiten, Stoffwindeln waschen, putzen usw. Was für ein Aufwand! Ein Aufwand, der es wert war: Mir war wichtig, der Mutter den Raum zu halten und Zeit für unseren Säugling zu haben. Gerade die ersten Tage und Wochen sind sooo wichtig und essenziell, um ein kraftvolles Verhältnis aufzubauen (Stichwort bonding)!

Es war verständlicherweise aus finanziellen Gründen nicht immer einfach. Aber möglich. Und sei ehrlich: Was ist wichtiger?

Was ist mir noch wichtig:

Das Elternsein hat so einiges verändert in unserer Partnerschaft. Meine Partnerin war plötzlich nicht mehr nur die Frau an meiner Seite, sondern vor allem für das Kindchen da. Verständlicherweise! Aber wo war ich als Mann mit meinen Bedürfnissen? Sie war auf einmal nicht mehr in der Lage, Sex haben zu können, geschweige denn, dass sie Lust hatte. Welch' Qual! Ich erinnerte mich an meine anfangs erwähnte Idee, erst Vater werden zu wollen, wenn ich reif genug wäre ...

Was Frauen als Schwangere, Gebärende und Mütter leisten, ist enorm. Was uns Männern diese neue Konstellation abverlangt, ist auch für UNS Männer sehr fordernd. Meiner Meinung nach ist es eine essenzielle Aufgabe von uns Männern und Vätern, uns und unsere Bedürfnisse auch nach der Geburt hintenanzustellen, nach innen zu schauen und zu forschen: Wo bin ich noch nicht erwachsen (genug)? Wo agiere ich selbst noch aus dem verletzten inneren Kind heraus? Was ist meine wahre Aufgabe als Mann, als Vater, als Partner? Was ist wirklich wichtig im LEBEN? Dürfen wir uns wieder auf unsere Wurzeln besinnen, uns an unsere Ahnen erinnern?

Die Nabelschnur

Die Nabelschnur haben wir ausbluten lassen! Und das dauert. Es ist gar nicht so leicht, das zu handhaben: Nicht nur das Kindchen zu manövrieren, sondern immer die Schüssel mit dazu, wo die Plazenta und Nabelschnur drin sind.

Anschließend ganz unhygienisch mit Naturschnur an beiden Enden abgebunden und mit der (desinfizierten) Haushaltsschere abgeschnitten. Die Nabelschnur habe ich auf einen Teller gelegt und zu einer Spirale gewickelt, eng an eng. Es hat gefühlt ewig gedauert, bis sie knochentrocken war.

Diese Nabelschnur ist jetzt eine Art Amulett. Ich werde es meinem Mädchen zu ihrem 18. Geburtstag überreichen. Es ist der wertvollste materielle Gegenstand, den ich besitze und den kein Geld der Welt ersetzen kann!

Wenn ich jetzt nach über acht Jahren zurückschaue:
Wow, ich hab' als Vater einiges richtig gemacht und kann wahrlich stolz auf mich selbst sein. Es erfüllt mich mit tiefer Dankbarkeit, wenn auch die Mutter unseres Mädchens mir entsprechende Rückmeldungen gibt und mir ihren Dank für mein Vatersein ausspricht.

Immer wieder habe ich jedoch Momente, wo ich mein Vatersein (stark) infrage stelle, Selbstzweifel habe.

Kann ich ein perfekter Vater sein? Muss ich das überhaupt?

Mein Weg, auch unabhängig von der Rolle als Vater, basiert mittlerweile immer auf dem gleichen Prinzip: mich von meinen Gefühlen und Triggern und Zweifeln nicht leiten zu lassen. Im Kontakt mit mir selbst zu sein, den Zugang zu meinem Herzen, meiner Intuition zu erweitern, bei essenziellen Fragen, bei denen ich alleine nicht weiterkomme, mir Hilfe zu holen. Und dazu lade ich DICH Mann als (werdender) Vater auch ein!

Ich liebe mich selbst, gerade mit meinen „Fehlern" und Unzulänglichkeiten. Und das ist für mich Basis, um auch zu meinem Mädchen ein gutes Verhältnis aufbauen zu können.

Ich liebe mein Mädchen.

Ich liebe unser beider Verhältnis.

Und auch wenn wir Eltern kein Paar mehr sind, liebe ich nach wie vor die Mutter unseres Mädchens.

Unser Mädchen ist von Anfang an unsere Große. Wir haben sie nie als „Kleine" betitelt. Auch haben wir von Anfang an „normal" mit ihr gesprochen, keine „Guggu-Gagga-Sprache"!

Da es meine Berufung ist, Menschen zu begleiten, wieder zur Natur und zu sich selbst zu finden, lasse ich auch im privaten Kontakt meine Erfahrungen im Vatersein in Gespräche einfließen.

Ich bin sehr **dankbar**, erleben zu dürfen, dass es immer mehr Männer gibt, die nicht nur im Verstand hängen bleiben, sondern FÜHLEN können. Männer, die sich auch ihrer weiblichen Anteile bewusst sind und diese in einem gesunden Maße leben können. **Danke,** Männer!

Danke Dir, lieber Leser, fürs Bis-zum-Ende-lesen-und-wirken-Lassen.

Danke, Lydia, für die Möglichkeit, bei diesem Buch mitwirken zu können.

Danke, Hebamme Kerstin Patzig, fürs Vernetzen mit Lydia.

Danke, Hebamme Hera, dass Du für UNS auf Deine Art da warst.

Danke, Ura, für Dein Vertrauen in mein Vatersein.

Danke, Euch beiden (Halb-)Brüdern, dass Ihr so starke, fürsorgliche große Brüder seid.

Danke, Magdalena, fürs Mit-Dir-Vatersein-KÖNNEN!

Aho.

Martin

Kontakt: martin@erdkraft.net

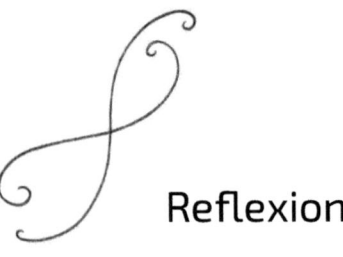

Reflexion

Wie ist das Verhältnis zu Deiner Partnerin, der Mutter Deines Kindes: Magst Du reflektieren, wie es gerade für Dich ist? Du kannst auch gern etwas malen ...

Gemeinsam

„Vergesset nicht
Freunde
wir reisen gemeinsam

besteigen Berge
pflücken Himbeeren
lassen uns tragen
von den vier Winden

Vergesset nicht
es ist unsre
gemeinsame Welt
die ungeteilte
ach die geteilte

die uns aufblühen lässt
die uns vernichtet
diese zerrissene ungeteilte Erde
auf der wir
gemeinsam reisen"

Rose Ausländer

3 Schlussbetrachtungen

3.1 „Jetzt könnt Ihr nach Hause gehen"

(Hans-Georg Nelles)

Angebote zur Geburtsvorbereitung für Väter sind noch längst nicht Standard. Möglichkeiten, sich nach einer Geburt mit anderen Vätern auszutauschen, schöne, aber auch traumatische Erlebnisse sowie Erfahrungen über die erste Zeit zu dritt zu teilen und gemeinsam Lösungen für entstandene Herausforderungen und Fragestellungen zu finden, noch seltener.

Hier und da gibt es Erzählcafés, zu denen auch Väter eingeladen sind, aber auch dieses Angebot ist bei Weitem nicht flächendeckend vorhanden. Umso wertvoller ist dieser Band, in dem zwanzig Väter ihre Erlebnisse vor, während und nach der Geburt beschreiben, Freude und Schmerzen mit den Leser*innen teilen und andere ermutigen, dies ebenfalls zu tun.

Eine Frage, die Väter seit Beginn der Schwangerschaft beschäftigt, ist ihre Aufgabe und Rolle während des Geburtsprozesses. Und nicht immer ist es so klar: „Mir war meine Rolle sehr schnell sehr klar. Schon beim ersten Kind wusste ich, dass ich nichts tun kann, außer Raum geben, präsent sein und an den Stellen unterstützen, wo es gefragt ist. Ich hörte im Geburtsvorbereitungskurs von werdenden Vätern, die Listen über die Wehen-Zeiten führten oder sonst irgendwelche Sachen machten, die eigentlich nur den Sinn verfolgten, sich selbst zu beschäftigen."

Es geht auch um die Fragen, möchte ich in allen Situationen dabei sein, wie reagiere ich, wenn die Geburt nicht wie geplant verläuft und von jetzt auf gleich medizinische Eingriffe angekündigt werden?

227

Und wenn die Geburt dann gut gelaufen ist und die neue Familie nach Hause kann, stehen weitere Fragen im Raum. Fragen, die im Vorfeld nicht nur besprochen, sondern für die auch Vorbereitungen getroffen werden können. So ist der ‚Nestbau' auch eine Möglichkeit für Väter, sich durch praktisches Tun auf die neue Situation vorzubereiten.

„Am Anfang herrschte Panik, im Krankenhaus zeigten sie uns, wie alles funktioniert, und schauten alle paar Stunden nach uns. Dann hieß es plötzlich: ‚Jetzt könnt Ihr nach Hause gehen.' Doch wo war die Gebrauchsanleitung? Wie sollten wir das jetzt machen?"

Diese Aussage verdeutlicht die Notwendigkeit und den Wunsch, gut auf die Umbruchsituation vorbereitet zu sein und begleitet zu werden. Dadurch können Krisen entschärft und Trennungen, die statistisch betrachtet schon im siebten Lebensmonat des ersten Kindes einen Peak haben, vermieden werden.
Apropos Trennung: Einige der Väter berichten über diese Erfahrung und ihr Engagement, weiter für die Kinder da sein zu können. „Das Sorgerecht war nur nicht so leicht zu erringen, denn das Jugendamt vertrat die Meinung, das Kindeswohl ginge immer zur Seite der Kindsmutter. Ohne anwaltliche Hilfe und die akribische Dokumentation der Missstände hätte ich das vorübergehende Sorgerecht nicht erhalten."

In diesem Fall war die Mutter schon vor der Geburt des ersten Kindes psychisch schwer erkrankt, aber auch unter ‚normalen' Umständen steht das Risiko im Raum. Ein wichtiger Hinweis eines Vaters dazu: „Und dadurch, dass man das Kind über alles stellt, fängt alles andere an zu bröckeln." Es gilt also, trotz Zeitnot und schlaflosen Nächten, die Pflege der Partnerschaft im Blick zu behalten.

Dass sich das lohnt, ist in einem anderen Bericht zu lesen: „Wenn ich heute zurückblicke, weiß ich, dass ich in bestimmten Momenten, doch die richtigen Entscheidungen getroffen haben muss. Denn wir leben nach wie vor als Familie zusammen, wir lieben uns, bemühen uns um gegenseitige Aufmerksamkeit, Rücksichtnahme und Unterstützung und arbeiten gemeinsam am Wachstum des Familienglücks. Keine Selbstverständlichkeit, wenn man die immense Menge von zerstrittenen und zerrütteten Familien bedenkt, oder auch diejenigen, welche sich mit der Zeit zu reinen Zweckgemeinschaften degradiert haben."

Und auch das sind Gedanken, die Väter nach einer Geburt beschäftigen: „Das Elternsein hat so einiges verändert in unserer Partnerschaft. Sie war plötzlich nicht mehr nur die Frau an meiner Seite, sondern für das Kindchen da. Verständlicherweise! Aber wo war ich als Mann mit meinen Bedürfnissen? Sie war auf einmal nicht mehr in der Lage, Sex haben zu können, geschweige denn, dass sie Lust hatte. Welch' Qual!"

Ein weiterer Punkt, der das Vaterwerden und -sein betrifft, ist die wachsende Verantwortung. Für die Kinder, aber auch für sich selbst. „Natürlich haben wir nun, als frisch gebackene Eltern, die Verantwortung für die Gesundheit und das Wohl unserer Kinder, doch haben wir diese Verantwortung auch und nicht zuletzt für unsere eigene, ganz persönliche Form von Gesundheit."

Einige Väter berichten auch über das Spannungsfeld der zugeschriebenen Verantwortung, durch ihre Erwerbstätigkeit für das finanzielle Auskommen der Familie zu sorgen, und ihrem Wunsch, die Entwicklung ihrer Kinder von Anfang an begleiten zu wollen.
Dies auch tatsächlich erleben zu können, hängt nicht zuletzt davon ab, ob die Partnerin und Mutter der Kinder dies zulässt und einen fairen Anteil am Financial Load übernimmt.

Und hier lohnt es sich, Überzeugungsarbeit zu leisten, denn Vater sein bedeutet: „Freude, Spaß, Lebendigkeit, Lachen, Weinen, überfordert sein, Mut, Verantwortung übernehmen, Vorbild sein, Schutz & Sicherheit geben, ein sicherer Hafen sein, Raum geben und halten für die persönliche Entwicklung aller in der Familie, inklusive meiner selbst, Gefühle begleiten und fühlen, trösten, kuscheln, toben, Gefahren managen, spürbar sein."

Zusammengefasst so etwas wie die bedeutendste Reise des Lebens – eine Reise zu sich selbst und der eigenen Familiengeschichte.

3.2 Gedanken der Herausgeberin

(Christina Lydia Maiwald)

Sofern ich keine wissenschaftlichen Texte schreibe, kann ich mich beim Schreiben nicht von mir selbst lösen. Selbstverständlich war es nicht mein Bestreben, Rollenklischees zu bedienen, denn die Autorenberichte der Väter stehen im Vordergrund. Somit ähnelt dieses von mir initiierte Buch eher einem „Ratgeber" als einem Sachbuch.

Natürlich floss einiges Biografische als wie auch die vielen gesellschaftlichen Merkmale von Frausein – mit dem großen Sozialereignis „Geburt" – in meine Texte mit ein. Ich schöpfe aus meinem Erlebten viel Vertrauen, Kraft und Liebe und teile meine Auffassung und Erfahrungen dazu gern mit Interessierten; hier nun mit Männern und Vätern.

Ich versuche mich daran, im JETZT zu sein, und beschreibe, was ich bezüglich Vaterschaft in der Gesellschaft wahrnehme. Ein „Frau und Mutter ist so" und „Mann und Vater ist so" versuchte ich stets zu vermeiden, bis ich auf das Buch „Familien-Balance" von Sereina Heim gestoßen bin. Am Ende dieses Textes führe ich diesbezügliche Kritiken auf.

Wie ich die ersten Wochen mit einem Säugling einschätze:
Aufgrund der physiologisch bedingt engen Bindung zwischen Mutter und Neugeborenem – meist innerhalb des ersten Lebensjahres des Babys – ist die Situation für den Vater beim ersten Kind neu und unter Umständen befremdlich. Er hat sich in das Beziehungsmuster – oder gar die Symbiose – zwischen *Mama und Baby* einzufinden, sich damit vollbewusst zu arrangieren. Er kann nicht stillen, und mütterliche Wärme ist eine andere als seine.

Will der junge Vater den Statuswechsel vollziehen? Will er hinsehen, was sich mit ihm und um ihn herum tut?

Lieber Vater, sei nicht enttäuscht, wenn Deine Frau jetzt unter Umständen lieber erst mal vieles allein mit dem Baby macht. Die Autorin Sereina Heim schlägt vor, dass die Mutter entscheidet, wann Du ihr etwas abnehmen kannst. Sage ihr, dass Du darauf wartest, dass *sie Dich* um Unterstützung *bittet*, denn die beiden waren schließlich neun Monate lang ein „Dream-Team".

Deine Zeit als Mann und als *aktiver Vater* kommt noch. Dann kannst Du mit dem Baby herumtollen und viel liebevolle, aber vielleicht waghalsigere Dinge tun, als Deiner Frau womöglich lieb ist.

Die Gebärmutter benötigt zur Rückbildung so lange Zeit und Muße, wie auch die Schwangerschaft andauerte. „Während dieser Zeit ist es auch empfehlenswert, auf sexuelle Aktivitäten zu verzichten. Viele Frauen beginnen viel zu früh, sich wieder für ihren Partner zu öffnen, bevor die Gebärmutter ihre Regeneration abschließen konnte. Daraus können Erschöpfungszustände und Unausgeglichenheit entstehen" (Rainbow, E. S., FrauenHeilkunde, 2021, S. 140).

Sprecht darüber. Ihr werdet froh und erleichtert sein, offen und ehrlich über Eure Gefühle und Bedürfnisse sprechen zu können, ohne enttäuscht zu sein. Ihr könnt Euch – dankbar, dass Ihr informiert seid –, gemeinsam andere Formen der körperlichen Nähe schenken. Vorrangig wichtig ist, der Mutter einen gesicherten Rahmen für ihr MutterSEIN zu geben.

Das Ziel ist eine harmonische und starke Eltern-Kind-Beziehung, in der Kinder die Gäste sind, weil der Mann energetisch betrachtet „über die aktive, gestaltende Energie verfügt" und die Frau energetisch betrachtet

„über die bewahrende und beschützende Energie verfügt" (Sereina Heim, S. 54). Diese Familien-Balance wird in der Pubertät des Kindes auf die Probe gestellt, denn da bewährt sich, ob Vater und Mutter gemeinsam wie ein starker Baum mit kräftigen Wurzeln dastehen.

Kritische Betrachtung

Die Kritik hinsichtlich zugeschriebener Rollen unter anderem vonseiten der Autorin Sereina Heim bezieht sich darauf, dass man sich fragen kann, ob Frauen wegen ihres Frauseins als Mutter alles entscheiden, fühlen, wollen, können und sollen und ob Frauen irgendwelche vermeintlich naturgesetzlichen Aufgaben, Gefühle und Verbindungen zu ihren Kindern zu übernehmen haben.

Eine andere Frage ist, warum der Vater zwar um seine Meinung zur Anwesenheit während der Geburt gefragt wird, dass aber am Ende doch die Meinung und Ansage der Mutter gilt.

Für einige Frauen ist es im Rahmen einer fairen Partnerschaft einfach selbstverständlich, dass der Vater bei der Geburt dabei ist, sofern die Schwangerschaft und somit Elternschaft vollbewusst von beiden gewollt war. Ist das nicht der Fall, kann eine Schwangerschaft möglicherweise als Dilemma bezeichnet werden.

In aufrichtigen und liebevollen Beziehungen wird es naturgemäß immer Konflikte geben, die im gemeinsamen Dialog oder in einer Paarmediation, wie ich sie anbiete, nachhaltig geklärt werden können.

Als ich mich selbst zu lieben begann ...

Als ich mich selbst zu lieben begann,
habe ich verstanden, dass ich immer und bei jeder Gelegenheit,
zur richtigen Zeit am richtigen Ort bin
und dass alles, was geschieht, richtig ist
von da an konnte ich ruhig sein.
Heute weiß ich: Das nennt man VERTRAUEN.

Als ich mich selbst zu lieben begann,
konnte ich erkennen, dass emotionaler Schmerz und Leid
nur Warnungen für mich sind,
gegen meine eigene Wahrheit zu leben.
Heute weiß ich: Das nennt man AUTHENTISCH SEIN.

Als ich mich selbst zu lieben begann,
habe ich aufgehört, mich nach einem anderen Leben zu sehnen
und konnte sehen, dass alles um mich herum eine
Aufforderung zum Wachsen war.
Heute weiß ich, das nennt man REIFE.

Als ich mich selbst zu lieben begann,
habe ich aufgehört, mich meiner freien Zeit zu berauben,
und ich habe aufgehört, weiter grandiose Projekte
für die Zukunft zu entwerfen.
Heute mache ich nur das, was mir Spaß und Freude macht,
was ich liebe und was mein Herz zum Lachen bringt,
auf meine eigene Art und Weise und in meinem Tempo.
Heute weiß ich, das nennt man EHRLICHKEIT.

Als ich mich selbst zu lieben begann,
habe ich mich von allem befreit, was nicht gesund
für mich war;

von Speisen, Menschen, Dingen, Situationen
und von Allem, das mich immer wieder hinunterzog,
weg von mir selbst.
Anfangs nannte ich das Gesunden Egoismus,
aber heute weiß ich, das ist SELBSTLIEBE.

Als ich mich selbst zu lieben begann,
habe ich aufgehört, immer recht haben zu wollen,
so habe ich mich weniger geirrt.
Heute habe ich erkannt: das nennt man DEMUT.

Als ich mich selbst zu lieben begann,
habe ich mich geweigert, weiter in der Vergangenheit zu leben
und mich um meine Zukunft zu sorgen.
Jetzt lebe ich nur noch in diesem Augenblick,
wo ALLES stattfindet,
so lebe ich heute jeden Tag und nenne es BEWUSSTHEIT.

Als ich mich zu lieben begann,
da erkannte ich, dass mich mein Denken
armselig und krank machen kann.
Als ich jedoch meine Herzenskräfte anforderte,
bekam der Verstand einen wichtigen Partner.
Diese Verbindung nenne ich heute HERZENSWEISHEIT.

Wir brauchen uns nicht weiter vor Auseinandersetzungen,
Konflikten und Problemen mit uns selbst und anderen
fürchten,
denn sogar Sterne knallen manchmal aufeinander
und es entstehen neue Welten.
Heute weiß ich: DAS IST DAS LEBEN!

(vermutlich Charlie Chaplin)

3.3 Schlusswort

(Christina Lydia Maiwald)

„Als ich mich selbst zu lieben begann ..."

Mir ist dieses Gedicht so wichtig, weil natürlich alles leichter geht, wenn Menschen sich selbst lieben, wenn sie mit *Reife* und *Ehrlichkeit*, mit *Demut* und *Bewusstheit*, mit *Herzensweisheit*, *Vertrauen* und besonders mit *Selbstliebe* mitten im Leben zu sich stehen.

Das Gedicht von Charlie Chaplin passt gut zu der Aussage eines Vaters, der formulierte, dass seine sieben Kinder ihm halfen, *„sich ... selbst zu erkennen"* (Wolf Luetje).
Für ihn ist es ein Geschenk, sich *selbst erkennen zu können*.

Selbstliebe hat mit den Gefühlen zu unserer Herkunftsfamilie zu tun: *„Dich selbst musst Du endlich beeltern. Du musst für Dich da sein. Auch Dir selbst das Glück gönnen. Du musst sehen, was Du schaffst. Und nicht, was Du nicht schaffst. Du musst auch Dich selbst lieben lernen"* (Shevek V. Selbert).

Vom inneren Wachstum, sich selbst erkennen können, sich verzeihen und sich selbst lieben können, davon handeln einige Berichte der Väter. Hilfreich scheint die Arbeit am inneren Kind zu sein, die es schafft, neue Räume zu erkennen, worüber auf S. 245 mehr zu lesen ist.

Bei der Analyse von Erfahrungsberichten fokussiere ich mich auf *das innere Wachstum aufgrund des VaterSEINs*. Der Rollenübergang vom VaterWERDEN zum VaterSEIN beinhaltet die Option für den Mann, innere Prozesse der „Bewusstwerdung" nach Eckhard Tolle wahrzunehmen, anzugehen und zu bearbeiten.

Die Männer sind unterschiedlich alt, sind Väter von einem bis zu sieben Kindern, haben teils Fehlgeburten erlebt, arbeiten in unterschiedlichen Berufen, ob Handwerker, selbstständig, angestellt oder Beamter. Die meisten Väter leben in Deutschland, einer in Österreich, Portugal, einer in Israel und einige sind Reisende.

Bei der Geburt ihrer Kinder *dabei* waren die meisten Väter, die sich an diesem Buchprojekt beteiligt haben. Sie fühlten sich dabei unterschiedlich hilfreich. Fast die Hälfte der Autoren schildern außerklinische Geburten. Auch kritische Geburtserlebnisse sind eingesendet worden, stumme Traumata, die in der Klinik anzusprechen nicht wichtig genug erschien.

Großer Forschungsbedarf besteht bei der Transition in die Vaterrolle, so die Wissenschaftlerin Sarah Kittel-Schneider: „Peripartale (Def: im Rahmen einer Geburt; Anm. d. Red.) Angsterkrankungen und Depressionen betreffen wohl ungefähr 5 % aller Männer und können sich negativ auf die Entwicklung der exponierten Kinder auswirken."[9] „Peer-Groups" können nützlich sein, so der Fachbeitrag. In diesem Buch wurden sie als „Männerkreise" beschrieben.

Einige Väter leben noch mit der ersten Frau, der Mutter ihrer Kinder zusammen, einige leben getrennt oder im Konflikt oder – als Steigerung – im Dilemma mit der Mutter.
Einige haben mit weiteren Frauen Kinder gezeugt.

---

[9] Der Nervenarzt 9.2023

Unterschiedlicher könnten die Berichte nicht sein im Hinblick auf die Vaterschaft: von „schönster Zeit im Leben, nun Vater zu sein" bis „hätte ich die Frau bloß nie kennengelernt". Häufig ist die Liebe zu den Kindern geblieben.

Gemeinsam

Die Partnerschaft verändert sich durch die Geburt eines Kindes, wir reisen gemeinsam auf dieser Welt, Vater und Mutter, Mutter und Vater, wie es auch im Gedicht „Gemeinsam", von Rose Ausländer formuliert ist.

„Das Männliche braucht die spirituell-geistliche Anbindung an den Himmel, das Schöpfungsprinzip. Es ist die priesterliche Aufgabe, den Raum und Rahmen zu schaffen, in dem sich das Weibliche seinen Zyklen hingeben kann. Das Männliche achtet im Ausgleich auf die Energiereserven." (Steffie Sohst)

Es scheint, dass beide Geschlechter die Dualität versinnbildlichen und gemeinsam, als Mann und Frau, die Einheit (Vollkommenheit) darstellen, die allerdings auch Zeit für Wachstum benötigt:

„Meine Liebe produziert die Hingabe im Jetzt. Alles, was ich aus dieser Perspektive tue, wird mir Erfahrungen bescheren, die mich verändern und **mich reifen lassen.** *"* (Steffie Sohst)

Hier berichtet ein Vater vom Hineinwachsen in die Rollen durch Gespräche und gemeinsames „Tun" zwischen Mann und Frau: *„Letzten Endes waren es immer wieder Schübe, die mir das Ankommen in dieser neuen Lebenswelt ermöglichten. Ein Urlaub zu zweit, das Vorkochen fürs Wochenbett. Lange Gespräche im Auto über das Aufwachsen und was für ein Umfeld (für uns mit Kind; Anm. d. Red.) wir uns jeweils wünschen. Das war wichtig und hat gutgetan."* (Timo Enulat)

„Es kann in der Welt keinen Frieden geben, solange in der Liebe Krieg ist."[10] Halt und Bereicherung können sich Mann und Frau gegenseitig schenken. Viele können sich aber nicht von Verstrickungen lösen. Dafür ist erforderlich, *das Alte*, mit Eifersucht, Dramen aufgrund von z. B. vermeintlichen Besitzansprüchen – was uns immer wieder als Bühnendrama oder von der Filmindustrie gezeigt wird –, aussparen zu können.

„Was ist es, das zwei Menschen zusammenführt – für eine Begegnung, eine heiße Affäre oder für immer? Liebe, Sexualität und Partnerschaft sind Kernkräfte des Lebens: Nichts quält uns mehr als die Verzweiflung in der Liebe, und nichts ist schöner als eine Liebe, die in Erfüllung geht."[11] Fülle ist da, es gilt, aus der Fülle zu schöpfen.

Woran ist ein Mann erkennbar, der in der Fülle lebt? Vielleicht ist er von anderen Männern darin zu unterscheiden, dass er Ruhe und eine gewisse Selbstsicherheit ausstrahlt, gesund und vital aussieht? Dass sein Reden und sein Handeln übereinstimmen?
Kurz: Weil er sich seiner bewusst ist, mit sich selbst verbunden ist.

„Der wahre Mann ... zeichnet sich aus durch Selbstvertrauen, Selbstliebe, Klarheit im Leben und ist dabei bereit, seine Werte zu vertreten, ohne sich verbiegen zu lassen." (Manfred Moser)

Bestimmte Tugenden wie auch Selbstwirksamkeit zu spüren, lässt einen Mann auch wachsen: *„Als Du in Mama warst, hattest Du Dich gedreht. Mama machte Übungen und ich erzählte Dir Geschichten. Ich spielte Musik und leuchtete den rechten Weg aus Mamas Bauch. Und Du hast Dich tatsächlich wieder in die richtige Richtung gedreht."* (Timm Kroeger)

---

[10] https://www.tamera.org/de/artikel-der-archimedische-punkt-ist-die-liebe/
[11] https://terra-nova.earth/heilungderliebe/

Ein lebensfroher Mann, mit wachsender Selbsterkenntnis, wer er ist und wofür er hier auf dieser Welt ist und der sich selbst liebt, scheint wohl ein guter Vater zu sein. Doch was macht einen „guten Vater" aus?

Stufen

Schauen wir uns die Stufen vom MannSEIN zum VaterWERDEN an und die Räume, welche der Mann zum Vater durchschreitet.

Die Verarbeitung dessen, was im Kreißsaal geschah, liest sich besorgniserregend und teils für die Männer traumatisierend:

„Aber ich konnte in meinem Kopf ankreuzen, wie all das passiert, was R. (Schwangere/Partnerin; Anm. d. R.) sich nicht gewünscht hatte. Dauer-CTG, Gebären in Rückenlage, stressige Umgebung mit vielen Menschen, Powerpressen", welches nicht traumatisierte, aber dennoch „wie eine trübe Flüssigkeit Schlieren zog und nicht die freie freudige Sicht auf dieses Erlebnis erlaubt hätte." (Timo Enuit)

Das Kreißsaal-Team ist *medizinisches* Personal[12], nicht spirituelles. „Sakrale Momente" sollen bewusst oder unbewusst *nicht* sein; auch weil bei Geburten häufig auf die Uhr geschaut werden muss.

Das Ziel der werdenden Väter ist „Erlösung" für die Partnerin, weil sie, die Männer, selbst in Panik geraten. Der brisante Moment ist gekommen – womöglich sieht sich dann das Kreißsaal-Team veranlasst, Interventionen zu starten.

So legen am 25. November eines jeden Jahres abertausende (zu viele) Frauen rosa Rosen auf die Stufen der Krankenhäuser, in denen ihnen Ge-

---

[12] So eine Hebammen-Studierende

240

walt angetan wurde[13]. Selbst der Hebammenverband spricht von Gewalt in der Geburtshilfe[14].

Wie wichtig Väter im Kreißsaal sein können und wie es durch Zeitaufschub noch zur normalen Geburt kam, beschreibt ein Mitautor, aus dessen Frau grünes Fruchtwasser floss:

„An dieser Stelle habe ich – auf verzweifelten Wunsch meiner Partnerin – mit der Hebamme diskutiert, ob sie uns noch etwas mehr Zeit geben könnte. Sie hat mich sehr skeptisch angesehen, aber dann bewilligt, dass noch eine halbe Stunde Zeit gegeben werden kann", um eine normale Geburt zu erleben. (Henri)

„Wir sollen heiter Raum um Raum durchschreiten,
An keinem wie an einer Heimat hängen" („Stufen", H. Hesse)

Die Erlebnisse aus dem Krankenhaus zu verarbeiten, nicht daran hängenzubleiben, damit das Elternpaar wieder in die Kraft und Selbstbestimmung kommt, stellt eine große Herausforderung für die junge Familie dar.

Menschen sollen gesund zur Welt kommen können, denn die Geburt ist der Ausgangspunkt für eine gesunde, kraftvolle Entwicklung.

Die Rückbesinnung auf den natürlichen Vorgang des Gebärens, Zurückhaltung und stilles Innehalten ist im großen Teil der Gesellschaft kaum noch gegeben. Demut und das Ur-Vertrauen, sich als (gut informiertes) Paar hingebungsvoll fallen lassen zu können, wären nützlich.

---

[13] https://rosesrevolutiondeutschland.de/Start/
[14] https://hebammenverband.de/pm-keine-gewalt-in-der-geburtshilfe

Es geht: Hier haben wir, nachdem manche Väter schrieben, *das hätte ich vorher wissen sollen*, einige Berichte gelesen, wie sich Frau und Mann von Geburt zu Geburt in ein größeres Ur-Vertrauen fallen lassen konnten.

So war es möglich, das Wunder der Geburt durch weibliche Hingabe und über männliche Berührungen als *„Orgasmusgeburt"* (Sagy Cohen) erleben zu können.

Ein Mann, der sich in seiner Mitte, im SEIN fühlt, der zum Wohle aller agiert, dem es möglich ist, wohlwollende Rückmeldungen zu geben und zu nehmen, der Demut vor der Natur spürt, kann bei der Geburt seines Kindes wachsen. *„Es hat wirklich meine Seele so tief ergriffen wie wenig davor oder nichts davor."* (Felix Falkenstein)

Die Stufe nehmen, *„fein zu sein, mit unserer Geschichte und unsere ureigene Essenz annehmen"* ... Einen *„gehaltenen Raum"* schaffen, indem *„alles entstehen"* darf, *„was Frau und Kinder brauchen."* (Frank Schacks)

Ist eine Frau schwanger, will eine Seele zu uns auf die Welt kommen; gleich einem heiligen Momentum ...
... oder aber nur kurz im Leib der Frau weilen ...

Exemplarisch hier die Sorge vor einer Fehlgeburt:
„Es vergingen die ersten Monate in Freude, Hoffen und immer mal Angst. Angst, die ich nicht empfand und doch annehmen wollte. Nicht hineingezogen werden, sondern mit meiner Zuversicht verbinden. Das Wissen, dass es sein kann, dass dieses Kind nie zu uns kommt." (Tino Enilua)

Von einem Hoffnungsschimmer der „Zuversicht" schreibt der Autor, was vermutlich mit einem tiefen Vertrauen in die Naturgewalt „Geburt" begründet ist. So wurde dann auch sein Baby gesund geboren.

Einige der Mitautoren haben schon erfahren, wie hilfreich es ist, einen Geburtsbericht zu schreiben. Aufzuschreiben, wie der Tag der Geburt ihres Kindes in Erinnerung geblieben ist. So fallen einem auch noch Details vom Geburtstag des Kindes ein, die vielleicht sonst untergegangen wären.

Der Vater kann als „Chronist" große Dienste leisten, indem er baldmöglichst einen Geburtsbericht verfasst, bevor die Erinnerung verblasst.

Bitte

Bitten zu äußern, ist in einer Paarbeziehung nicht immer einfach.
Hilde Domin beschreibt in ihrem Gedicht „Bitte" den Prozess bzw. Zustand der Verletzbarkeit und Resilienz, was für die Phase der Geburt und des Wochenbettes synonym stehen kann.

„Aus der Löwengrube und dem feurigen Ofen
immer versehrter und immer heiler
stets von neuem
zu uns selbst
entlassen werden ..."

„Das Unverständnis, wie andere Eltern sich von ihren Ängsten leiten lassen können: Ultraschall, Kaiserschnitt, Medikamente, Krankenhaus ...
Für uns war klar: Wir besinnen uns auf unsere ureigenen Wurzeln, orientieren uns an dem uralten Wissen, dass wir Menschen Kinder natürlich und im Vertrauen gebären können." (Martin Solleder)

Zu uns selbst entlassen zu werden, und zwar heiler; scheint ein wichtiger Meilenstein im Leben eines Menschen zu sein. Zunächst aber: Babyblues, ein Hormon-Wirrwarr, schlaflose Nächte (...) könnten in der

243

Wochenbett-Zeit auf die Mutter zukommen. Der nun schlabberige, leere Bauch ..., wo sie doch, als das Baby noch in ihr war, alles so schön im Griff hatte.

Deine Frau braucht Dich, Deine Aufmerksamkeit und Deine Unterstützung – jetzt. Es war viel von Selbstliebe für Dich selbst, als Mann geschrieben, aber nun ist wirklich für mindestens sechs Wochen die Wöchnerin, aufgrund der notwendigen Versorgung im Fokus.

Einige Männer haben über das Wochenbett geschrieben. Schön ist zu lesen, wenn die Nachbarn für Euch gekocht haben oder Ihr öfter mal den „Lieferservice" bemüht habt. So sollte es sein: Es kann nicht sein, dass alles läuft wie vorher und die junge Mutter die gleichen Aufgaben in Haus und Garten erfüllt wie vor der Geburt.

Keiner der Väter hat von plötzlich neu zugelegten Hobbys oder Karriere geschrieben.

Nein, da wurde die Frau wirklich wahrgenommen, entlastet und der Vater wuchs geradezu über sich hinaus:

„Für mich war das mit dem Wochenbett schon auch immer heftig, weil ich wirklich alles ganz alleine managen musste. Trotzdem war Wochenbett immer eine ganz, ganz besondere Zeit." (Felix Falkenstein)

Falls wir gewillt sind, die Schatten und Sonnenseiten des inneren Kindes wiederzuentdecken und anzunehmen, erkennen wir, wo wir uns selbst im Wege stehen.
Hier genau hinzusehen, lohnt sich.
Die Arbeit an sich selber, die großen Optionen der Persönlichkeitsentwicklung, die eine derart gewaltige Erfahrung *wie das Vater werden* mit

sich bringt, veranlasst einen Autor, nähere Informationen einzusenden. Zu dem Begriffspaar „immer versehrter und immer heiler" passt gut die Arbeit an und mit dem inneren Kind:

Deine Kinder können Dich triggern, so ein Mitautor, der diese Illustration mit einsendete. Er schrieb: „Die Illustration zeigt mich doppelt, als Kind und Vater, mit meinen Kindern."

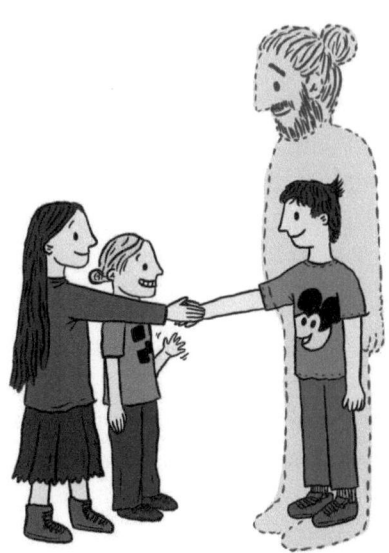

Er erläutert: „Eine liebe Kollegin erzählte mir von ihrer Therapeutin, die gesagt hatte: ‚Die Kinder aktivieren immer das gleichaltrige Ich der Eltern und es ist eine Chance für sich selbst, die aktivierten Dinge zu reflektieren und aufzuarbeiten. Für die Kinder ist das ein riesiger Gewinn, wenn die Eltern die Chance nutzen und nicht einfach nur alles wiederholen.'

Zeichnung von Shevek V. Selbert

Dazu zeichnete ich mich doppelt", schrieb der Mitautor, „sowohl als Vater als auch als Kind, und wie meine Kinder Kontakt aufnehmen mit diesem ‚inneren Kind'."

Wie ist das bei Dir?, fragt dieser Autor.
Willst oder musst Du auch lernen, Dir selbst ein Vater zu sein? Hast Du auch so ein „inneres Kind"? Gelang es Deinem Vater, der Vater zu sein, den Du (als Kind) gebraucht hast?, fragt der Mitautor.[15]

---

[15] Wer interessiert am Austausch ist, möge ihm bitte zurückschreiben. Wie gesagt, ein sich gründendes Netzwerk auf Basis dieses Buches wäre großartig.

Hier werden elementare Fragen aufgeworfen, nämlich wie die eigene Kindheit des jungen Vaters war und wie, falls sie nicht fürsorglich und liebevoll war, dies zum Wohle der eigenen Kinder kompensiert werden könnte.

Wie kommende Herausforderungen meistern können, wenn sich der Mann selbst noch ängstlich wie ein Kind fühlt und kindlich handelt?

„Ehrlich gesagt, ist die Geburt eine anstrengende Sache. Niemand erwartet, dass Du nicht zurückschreckst. Plötzlich stehst Du vor einer riesigen Herausforderung, der Du zuvor noch nie begegnet bist. Doch jede Schwierigkeit birgt das Potenzial eines Entwicklungsprozesses. Sobald die Ängste transformiert sind, kann die ganze festsitzende Energie befreit werden. Und das, lieber Bruder, ist eine Kraft, die Dir zur Verfügung steht."
(Sagy Cohen)

„Bruder" liest sich sehr familiär ...
So darf ich empfehlen: Brüder ans Feuer: In einer Gruppe von Gleichgesinnten könnten Männer wie erwähnt ihre Sinne schulen; Wesensentfaltung üben. Wer bin ich, wie fühle ich mich ... trägt zur Stabilität und Selbstliebe bei.

Die Männer beschrieben in den Berichten, wie gut es tut, auch mal selbst empfangen zu können, zuzuhören, auch von anderen Männern und ihrem MannSEIN zu hören, ohne Bewertung, sich mit sich selbst auseinanderzusetzen, sich auf Augenhöhe auszutauschen.

Einen neuen Raum unter Männern zu öffnen, alles mal, z. B. am Lagerfeuer, herzverbunden sagen zu dürfen. Vieles lässt sich nicht rational erklären.

Wie bei dem „Stufen"-Gedicht wird von einer Kraft geschrieben, sobald die Schattenseiten, die „Ängste" angesehen werden und z. B. mit Arbeit am inneren Kind „transformiert" werden. Wer mehr darüber erfahren möchte, schreibt bitte einfach einen der Autoren an, der damit schon gute Erfahrungen gemacht hat.

„Mann und Frau – die beiden Hälften des Menschen sehnen sich nacheinander, verfehlen sich, bekämpfen sich und suchen sich, bis sie sich gefunden haben. Sie müssen sich finden, nicht nur zu zweit, sondern weltweit, denn erst dann kann die tiefste aller Wunden heilen, die Wunde in der Liebe."
(Dieter Duhm)

Ist der Mann mit sich verbunden, kann der Vater adäquat auf die Bedürfnisse des Babys eingehen. Verbundenheit mit sich selbst setzt Bewusstheit voraus; bei sich selbst sein über Körper, Geist und Seele.

„Meine Kinder wollten mich aber spüren im Sinne von wahrhaftig und echt erleben. So fing eine neue Reise für mich an, die bis heute andauert."
(Martin Stricker)

Eure Ahnen helfen Euch Männern auf dem Weg, wenn Ihr sie wahrnehmt, beschreibt Stephan May sinngemäß in seinem Beitrag: *„Im Erz verborgen – ein leises Flüstern der Ahnen"*. Das Geschenk des Opas von vor 80 Jahren ist ein aus dem Bergwerk, wo er als Bergmann arbeitete, mitgebrachter Mineralerz, den der Autor in der Hand hält.

Und weil es so gut passt, noch ein Wort von Meister Eckhart über die Selbstliebe hinaus:
„Immer ist die wichtigste Stunde die gegenwärtige. Immer ist der wichtigste Mensch der, dem du gerade gegenüberstehst. Immer ist die wichtigste Tat die Liebe."

247

Ein schönes Schlusswort:

„Ich wünsche allen Männern, die Väter werden, inspirierende Begegnungen mit Vätern, die diese Fähigkeit bereits entwickelt haben. Solche lebendigen Inspirationen vermögen mehr als jeder schriftliche Ratgeber.
Los geht's! Weiterhin viel Erfolg dabei, achtsam, bei sich als Mensch zu bleiben in seinem SEIN, liebevoll mit sich und anderen, im Hier und Jetzt."
(Steffie Sohst)

Danke

Die Arbeit am Buch berührte mich sehr.
Ich bin dankbar, dass so wunderbare Menschen daran beteiligt waren und sich mit ihren Fähigkeiten und Fertigkeiten so umfassend eingebracht haben. Wir sehen in den Berichten das Wachsen, Werden und Reifen, das Sich-entwickeln, das Neue-Räume-Beschreiten. Das ist schön.

Liebe Mitwirkende! Ich danke Euch von Herzen, dass Ihr durch das Schreiben Eure Komfortzone verlassen habt, was auch Tränen mit sich brachte.

Danke, dass Ihr Euch bereit erklärt habt, eine besondere Phase Eures Lebens zu teilen!

Danke für Euer Vertrauen und Euren Mut.
Ich hoffe, Ihr seid zufrieden mit unserem Werk.
Herzlichen Dank nochmals für Euer Engagement. Ohne Euer Zutun hätte ich dieses Ergebnis nicht erbracht. Vielleicht ergeben sich durch dieses Projekt Väter-Netzwerke. Das würde mich freuen. Ich wünsche Euch neugeborenen Vätern ein herzverbundenes, erfülltes Leben.

Ich danke herzlich dem Kreis der Unterstützenden, durch Eure Expertise fürs Lektorat, Korrektorat, für Grafik, fürs Layout, für Eure Zeit, Euer Entgegenkommen:
Danke an: Gerburg, Hans-Georg, Jana, Oliver, Tanja, Ursula und Wiebke.

Ihr habt einen großen Beitrag geleistet, dass dieses Buch nun vor uns liegt.
DANKE!

Christina Lydia Maiwald

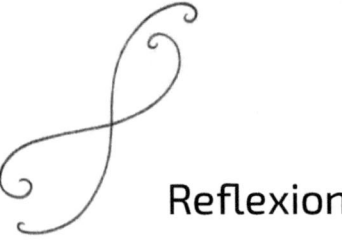

Reflexion

LEBEN
ist das langsame Ausatmen der Vergangenheit und das tiefe Ein-
atmen der Gegenwart, um genügend Luft für die Zukunft zu haben.

Mach mal 'ne Pause, Mann
Einatmen, Ausatmen, Pause ...
*Meditierst Du? Atmest Du bewusst? Kennst Du schon **ALI**?*

A*tmen*
L*ächeln*
I*nnehalten*

Beschreibe hier gern mal die Momente, wann Du mal zur Ruhe
kommst ...

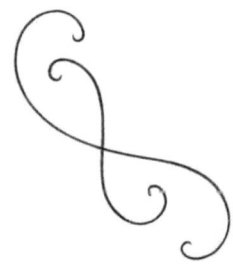

4 Literaturempfehlungen

Aigner, Josef Christian: Der ferne Vater. Zur Psychoanalyse von Vater-erfahrung, männlicher Entwicklung und negativem Ödipuskomplex, Gießen: Psychosozial-Verlag, 3. Auflage, 2013

Flaake, Karin: Neue Mütter – neue Väter, Eine empirische Studie zu veränderten Geschlechterbeziehungen in Familien, Gießen: Psychosozial-Verlag, 2014

Garstick, Egon: Junge Väter in seelischen Krisen – Wege zur Stärkung der männlichen Identität, Stuttgart: Klett-Cotta, 2013

Hanne, Christian: Hilfe, ich werde Papa! Überlebenstipps für werdende Väter, München: arsEdition, 2019

Heim, Sereina: Familien-Balance – 7 Wege zu einer harmonischen und starken Eltern-Kind-Beziehung, München: Kösel-Verlag, 2019

Hopf, Hans: Vater und Sohn (PDF-E-Book). Eine sich wandelnde Beziehung, Gießen: Psychosozial-Verlag, 2022

König, Hannes / Piegler, Theo (Hg.): Wie der Vater, so der Sohn? Kulturpsychoanalytische Filmbetrachtungen, Gießen: Psychosozial-Verlag, 2017

Lütje, Wolf. Vertrauen in die natürliche Geburt – Gelassen und entspannt in den Kreißsaal, München: Kösel-Verlag, 2016

Maiwald, Stefan: Wir sind Papa! Was Väter wirklich wissen müssen, GU

Prüfer, Tillmann: Vatersein – Warum wir mehr denn je neue Väter brauchen, Hamburg: Rowohlt Verlag, 2022

Reed, Rachel: Zurück zur Geburt als Übergangsritus – Uralte Weisheiten mit modernem Wissen verweben, Bonn: Magas Verlag, 2021

Riedo, Dominik: Nur das Leben war dann anders, Nekrolog auf meinen pädophilen Vater, Gießen: Psychosozial-Verlag, 2019

Sulz, Serge K. D.: Wie Kinderkrippen dem Kind und uns allen schaden und wie Väter das verhindern können (PDF-E-Book), Gießen: Psychosozial-Verlag, 2023

Szöllösi, Ingeborg (Hg.) / Juul, Jesper: Mann und Vater sein, Freiburg i. Br.: Verlag Herder, 2017

Schäfer, Eberhard / Abou-Dakn, Michael / Wöckel, Achim: Vater werden ist nicht schwer? Zur neuen Rolle des Vaters rund um die Geburt, Gießen: Psychosozial-Verlag, 2008

Tolle, Katharina: Der kompetente Hausgeburtsvater, Oberkrämer: Eigenverlag Katharina Tolle; Info & Bestellung über https://ichgebaere. com/der-kompetente-hausgeburts-vater/

Walter, Heinz / Eickhorst, Andreas (Hg.): Das Väter-Handbuch – Theorie, Forschung, Praxis, Gießen: Psychosozial-Verlag, 2012

Zink, Jörg : Was bleibt, stiften die Liebenden, Stuttgart 1979

Internetseiten:

https://www.aok.de/pk/magazin/familie/geburt/was-ist-das-wochen-bett/

https://www.artgerecht-projekt.de/

https://bfhd.de/vaeterflyer-respekt-mann-du-wirst-vater

https://www.bob.family/themenwelten/familienleben/financial-load/

https://depressionsliga.de

https://www.echtemamas.de/felix-schenk-vaeter-sind-im-wandel-aber-die-welt-kommt-nicht-mit/

https://www.eckharttolle.jetzt/

Erzählcafé auch für Väter! https://erzaehlcafe.net/vaeter/, https://erzaehlcafe.net/data/uploads/vaeterflyer_links.pdf

https://familienportal.de/familienportal/lebenslagen/schwanger-schaft-geburt/vaterschaftanerkennung

https://followingyoungfathersfurther.org/

https://www.fruehehilfen.de/

https://www.hebammenfuerdeutschland.de/kurz-und-knapp-broschu-ere-fuer-vaeter/

https://www.hopesangel.com/angebote-f%C3%BCr-betroffene-eltern/

https://ichgebaere.com/werdende-vaeter-die-typologie-der/

https://ichgebaere.com/ebook-der-kompetente-hausgeburtsvater-vorabexemplar-verfuegbar/

https://isppm.ngo/, Internationale Gesellschaft
für Pränatale und Perinatale Psychologie und Medizin

https://link.springer.com/article/10.1007/s00115-023-01508-1,
Kittel-Schneider, S./Garthus-Niegel, S. „Väter und peripartale psychische Erkrankungen", Nervenarzt 2023, 94-770-785

https://www.lag-vaeterarbeit.nrw

https://maennerberatungsnetz.de/

https://www.menshealth.de/dad/partner-family/das-ist-waehrend-des-wochenbettes-der-job-des-vaters/

https://mother-hood.de/projekte/

https://www.netpapa.de/magazin/vater-und-mann/

https://papajahre.de/

https://postpartale-depression.ch/de/

Stangl, W. (2024, 7. Februar). *Rolle. Online Lexikon für Psychologie & Pädagogik.*

https://lexikon.stangl.eu/606/rolle.

https://schatten-und-licht.de

https://traumageburtev.de/Startseite/

https://shop.bzga.de/pdf/13643000.pdf, „Mann wird Vater – Informationen für werdende Väter zur Geburt"

https://vaterwelten.de/

https://www.zeit.de/arbeit/2023-09/vaeter-teilzeit-arbeitszeit-gleichberechtigung-maenner

5 Über die Autoren

Baumgartner, Manfred

Als Vater eines Sohnes begann Manfred Baumgartner sich in den letzten vier Jahren verstärkt mit dem Thema Kastration des Mannes / Natürliche Männlichkeit und die Auswirkung auf seine Umwelt auseinanderzusetzen. In seinem Heimatland Österreich gibt er Vorträge und Seminare, um Männern, Frauen und Kindern wieder zu helfen, in ihre natürliche Kraft zu kommen und diese auch beherrschen zu lernen. Sein neues Herzensprojekt, das im März startete, ist der YouTube Kanal „WEIBERHELD", in dem er mit weiblicher Unterstützung die aktuellen Probleme in Beziehungen beleuchtet und Lösungen anbietet. Werde der Mann, zu dem du geboren bist!

Kontakt: manfredM85@gmx.net

Berger, Paul

Paul Berger (*1990) ist Vater von zwei Söhnen im Kindergarten- und Grundschulalter. Er ist zurzeit im Trennungsjahr und jetzt frisch in der ersten eigenen Wohnung. Starke Trennungskonflikte belasten zwar das Wechselmodell sehr, trotzdem wünscht er sich die gleichberechtigte Elternschaft. Er ist selbst ein Spielkind, liebt Spielplatzausflüge, Legobauen und hat Ninjago dann sogar auch ohne die Kinder weitergeguckt. Als Grundlage für seinen Beitrag wurde mit ihm ein narratives Interview geführt.

Kontakt: vaterpaulberger1990@gmail.com

B., Bernd

Ich bin Bernd B., verheiratet, 1968 in Hannover geboren und in der Region bis heute verwurzelt. Gesundheitliche Gründe haben meiner beruflichen Tätigkeit als Steinbildhauer ein Ende gesetzt. Verbunden bin ich den bildenden Künsten über Tattoo, Ölmalerei und Zeichnen geblieben, verbunden auch nach wie vor mit allen vier Kindern, ob der Entfernungen seltener in echten Umarmungen, jedoch immer im Herzen. Es war für mich spannend, diese Vatergeschichte aus der Erinnerung hochzuholen und niederzuschreiben. Die Welt mit den Augen der Kinder zu sehen, verbleibe ich auch in Vorfreude auf Enkelkinder.

Kontakt: big.b@posteo.de

Borke, Jörn

Jörn Borke ist verheiratet und Vater von einem Kind. Er lebt in Berlin und arbeitet an der Hochschule Magdeburg-Stendal. Zu seinen Hobbys gehören Lesen und Laufen und er träumt davon, dass Menschen besser miteinander und mit der Natur umgehen.

Kontakt: joern.borke@h2.de

Cohen, Sagy

Sagy Cohen ist Vater von vier Kindern, zwei in DE geboren, eines in Spanien und eines in den USA. Er lebt selbst in Israel und begleitet Menschen durch transformierte Prozesse und entwickelte eine Methode zur Selbstheilung. Er schafft Orte der Erneuerung und Heilung.

Kontakt: cohensagy@gmail.com
https://cohensagy.wixsite.com/sagycohen

https://www.facebook.com/sagy.cohen1,
@iamsagycoehn, https://www.youtube.com/channel/UCd2OLHDvOMA-
3COvOoDJVVoA , http://tiktio.com/@sagycohen9portals

Enilua, Timo

Ich bin Enilua (er) und kümmere mich gemeinsam mit meiner Frau um unser nun neun Monate altes Kind. Alle haben recht, dass die Zeit wie im Flug vergeht! Wir wohnen in Hessen und versuchen gerade den Wechsel von der Großstadt zum Dorf, mit allen Freuden und Tücken. Als Lohn-buchhalter verrichte ich meine Arbeit am Schreibtisch und freue mich drum herum umso mehr, rauszukommen. Der Austausch mit anderen El-tern fehlt mir hier etwas, so habe ich mich umso mehr an der Teilnahme hieran gefreut. Und falls das Lesen Lust auf Austausch macht: enilua@posteo.de.

Ich habe noch viele Fragen ans Elternsein und trotzdem will ich mich davon nicht aufhalten lassen. Freue mich Tag für Tag, mich auf die-ses Leben einzulassen, zu begleiten, noch mal gemeinsam die Welt zu entdecken. Dabei sind Podcasts, Hörbücher und Spaziergänge, der Ort, wo ich mich auflade, wenn die elterlichen Batterien mal leer sind.

Elksnat, Aaron

Aaron Isaak Elksnat ist 1995 geboren und wuchs im Stadtteil Ber-lin-Kreuzberg in einem getrennt lebenden Elternhaus auf. Nach einer konfliktreichen Kindheit und Jugend zog er kurz vor dem Beginn der ersten Schwangerschaft seiner Partnerin aus der Großstadt hinaus. Heute leben sie zusammen mit ihren zwei Kindern unweit der Straus-berger Altstadt. Seit einigen Jahren sammelt er Erfahrungen in Themen der Mystik und Magie und widmet heute seine volle Aufmerksamkeit und Kraft dem Familienleben sowie der Kunst. Neben seiner Leidenschaft für Streetart und Graffiti findet er seine Berufung und Erfüllung im Schreiben, Zeichnen und der Dichtkunst sowie der künstlerischen Selbstdarstellung, dem Tanz und kreativem Schaffen im Allgemeinen. Seine Vision für die Zukunft ist eine authentische und natürliche Weltenordnung und Menschheitsgesellschaft, welche es dem Individuum nicht nur leicht macht, sein eigenes Wesen und das ihm zugrunde liegende Potenzial zu erkennen, sondern es auch dazu ermutigt und dabei unterstützt, dieses Potenzial zur vollen Entfaltung zu bringen. Die Hauptaufgabe des Individuums sieht er darin, zu lernen, all die individuell gegebenen Fähigkeiten und Talente zur Reife zu bringen, um sie nicht nur für sich selbst, sondern auch zum Wohle der gesamten Menschheit zu nutzen.

Kontakt:
aaron.elksnat.berlin@hotmail.de
Telegram: @thelemaone
Telefon: 01771904732
Instagram: @the_artside_of_aaron

Falkenstein, Felix
Felix Falkenstein (*1977) heißt gar nicht wirklich so, ist aber tatsächlich Vater von sechs Kindern im Alter zwischen ein und 15 Jahren. Seine Festanstellung in Deutschland hat er ausgesetzt und reist zurzeit und langfristig als Wohnmobil-Großfamilie durch die Welt. Kaum zu glauben, aber seinen Beitrag hat er joggend am Strand eingesprochen.

Kontakt: felixfalkenstein77@gmail.com

Henri

Henri (*1983) lebt mit seiner Partnerin und den beiden Kindern in Berlin. Die Familie träumt davon, irgendwann etwas weniger Beton unter den Füßen zu haben. Die Kinder besuchen einen Waldkindergarten, wo sie sich austoben können. Jetzt, da der zweite Sohn etwas älter wird, wollen die Eltern wieder anfangen, gemeinsam Musik zu machen.

Kontakt: vaterhenri@posteo.de

Horndt, Marcus

Marcus Horndt ist Papa von vier Kindern, dauerreisend mit seiner Kernfamilie. Seit ihrer Abmeldung leben sie ein Leben frei von fremden Zeitrastern und Erwartungen und jeder Tag ist ein Tag voller Möglichkeiten. Marcus ist ursprünglich Musiker, bis er entdeckt hat, dass Menschen auch von seinen Texten und Videos berührt werden. Mit seiner Partnerin ist er „Erfolgreich als Paar" und sie begleiten Menschen in Freiheit und Leichtigkeit in Beziehungen.

Du findest ihn auf Facebook, Instagram (@mannundvatersein), YouTube (@erfolgreichalspaar) und auf www.marcushorndt.de.

Kroeger, Timm

Timm Kroeger ist vor wenigen Jahren mit seiner Familie in Bremen angekommen, nachdem er viele Jahre an verschiedenen Orten der Welt tätig war. Er ist ein leidenschaftlicher Elternteil seines dreieinhalbjährigen Kindes, mit dem er gern viel Zeit verbringt und die Welt gemeinsam noch einmal neu kennenlernt. Er arbeitet im Diversity Management und setzt sich ehrenamtlich für Geschlechtergleichstellung und Prävention von Gewalt gegen Frauen ein. Sein Traum ist eine Welt, in der Geschlecht keine Rolle mehr spielt und auch Väter einfach Playdates (Spielverabredungen) vereinbaren können.

Weitere Infos www.linkedin.com/in/timmkroeger

Kröner, Mark

Mark Kröner (*1978) ist mit Leib und Seele Familienvater. Zusammen mit seiner Frau ist er sehr stolz auf ihre gemeinsame „Brut", bestehend aus ihrer Tochter (*2005) und ihren beiden Söhnen (*2007/*2014). Erst 16 Monate vor Beginn ihrer Elternschaft hatten sich die beiden kennengelernt und entdecken seither, was es heißt, „Familie zu leben". Mark arbeitet seit nun 16 Jahren in der Familienhilfe und begleitet Eltern in krisenhaften Momenten. Seit 2014 berät und coacht er auch in eigener Praxis – nicht nur im Familienumfeld.

Mehr über ihn und sein Wirken erfahrt ihr unter www.friedenstheater.de

Lütje, Wolf

Dr. Wolf Lütje ist Vater von sieben Kindern, ist verheiratet und lebt in Hamburg. Er war 40 Jahre zumeist in leitender Funktion als Geburtshelfer, Psychotherapeut und Urogynäkologe in ganz Deutschland tätig. Zuletzt war er Chefarzt am Ev. Amalie Sieveking Krankenhaus, dem ersten babyfreundlichen Krankenhaus in Deutschland.
Zudem ist er Präsident der Deutschen Gesellschaft für psychosomatische Frauenheilkunde und Geburtshilfe.
Wolf Lütje ist Buchautor, internationaler Referent, Gutachter und Lehrbeauftragter. Er praktiziert in privater Praxis als Geburtscoach. Obwohl Arbeit sein Hobby ist, schwimmt er auch, spielt Gitarre, liest und reist.

Kontakt: www.geburts-coach.de, #dergeburtscoach,
Wolf.luetje@geburts-coach.de

May, Stephan

Als Vater von sechs Kindern und gemeinsam mit Ehefrau Susanne wohnt Stephan May seit 2024 zwischen Friesland und Mittelrheintal. Er ist Gründer von Campilo, einem Unternehmen, das Services und Produkte international liefert. Die Arbeit mit Thilo Krapp führte zu einem zweiteiligen Comic, dessen Fortsetzung beide mit Begeisterung planen. Als Investor bei Finix Comics setzt er sich für das Aufleben von eingestellten Comics ein, um somit die kulturelle Vielfalt zu fördern. Sein Projekt Nordseewinzer.de unterstützt das Kinderhospiz Joshua in Wilhelmshaven, um Familien in schwierigen Zeiten beizustehen. Aktiv ist er als Volleyballspieler oder bei langen Radtouren durch ferne Länder. Diese Abenteuerlust und neue Kulturen zu entdecken, prägen sein Leben. Stephan verbrachte seine ersten Lebensjahre direkt am Rheinufer nahe zur Loreley. Diese prägende Zeit erklärt die tiefe Verbundenheit mit der Region und dem Weinbau. Für ihn verkörpert der Riesling die Vielfalt und die Schönheit des Weinbaus am Rhein. Streben nach einem ausgewogenen Leben, das auf Werten wie Familie, Gemeinschaft, Kreativität, sozialer Verantwortung und Abenteuer basiert, ist sein Credo.

Kontakt: post@may-mailbox.com

Nelles, Hans-Georg

Vater von drei erwachsenen Kindern und vier Enkeln, Sozialwissenschaftler, Erwachsenenbildner und systemischer Organisationsberater. Seit 1998 ist er beruflich im Themenfeld ‚Vereinbarkeit von Beruf und Familie' engagiert. Seine Schwerpunkte sind: Wiedereinstieg nach der

Elternzeit und väterbewusste Personalpolitiken. Seit 2008 ist er als Organisationsberater und Autor mit ‚Väter & Karriere' freiberuflich und ab Juli 2018 auch als Väterexperte für den SKM-Bundesverband e. V. und als geschäftsführender Vorsitzender der LAG Väterarbeit in NRW tätig. Seit August 2006 hat er mehr als 4000 Beiträge im www.Vaeter.Blog veröffentlicht.

Kontakt: nelles@vaeter-und-karriere.de

Schacks, Frank

Frank Schacks ist Vater von vier Kindern, wobei drei Kinder bei ihm leben und eine Tochter bei ihrer Mutter. Er ist verheiratet und lebt in Schleswig-Holstein. Beruflich hat er sich 2016 selbstständig gemacht. Zum einen arbeitet er als IT-Dienstleister und zum anderen als Coach. Damit hat er in beiden Fällen sein Hobby zum Beruf gemacht. Er träumt von einer Welt, in der Menschen Verantwortung für ihr Denken, Fühlen und Handeln übernehmen.

Kontakt: www.schacks-coaching.de
Insta: @frankschacks
Facebook:
https://www.facebook.com/profile.php?id=100094022503987
Telegramm-Kennung: https://t.me/FraScha oder @FraScha

Schlicksbier-Hepp, Michael Maria

Michael (63 Jahre) ist Vater erwachsener Kinder und Großvater und lebt mit seinen Tieren auf einer Hofstelle in der Friesischen Wehde. Er ist Kinderarzt, Kinder- und Jugendpsychiater, Psychotherapeut und Familientherapeut.

Kontakt über die Praxis-Hompeage:
https://therapie-und-beratung-friesland.de/

Selbert, Shevek K.

Shevek K. Selbert (*1981) ist Vater einer Tochter (11) und eines Sohnes (8). Er ist verheiratet und lebt in Rheinland-Pfalz in der Nähe von Mainz. Er hat gerade seine Promotion zu autobiografischem Wiedererzählen abgeschlossen und ist total fasziniert von Lebens- und Selbsterzählungen in allen möglichen Formen. Er träumt schon lange davon, auch die eigene Lebensgeschichte endlich mal richtig aufzuarbeiten. Aber nicht wissenschaftlich, sondern als Graphic Novel. Sein Vater hat den Kontakt abgebrochen. Dabei kann man ihn einfach erreichen, zum Beispiel per Mail an Shevek.K.Selbert@gmail.com.

Sohst, Steffie

Ich bin Vater von sieben Kindern und Großvater von drei Enkelkindern. Ich lebe mit Daniela in dritter Partnerschaft in Wentorf bei Hamburg. Nach der Kultur amerikanischer Ureinwohner bin ich ein Berdache (female-male), ein Wesen mit zwei Spirits, das spezielle Aufgaben in seiner Inkarnation übernommen hat. Da meine Aufgabe ist, die Wahrheit in dieser Welt wieder bewusst zu machen, möchte ich ein Dorf gründen, in dem Menschen natürlich leben und sich miteinander entwickeln können.

Kontakt: Stefanie.sohst@gmail.com
Tel: +49 0173 523 51 59

Solleder, Martin

Martin (*1981) ist stolzer Vater eines Mädchens. Er lebt in Oberbayern auf einem Hof in Alleinlage. Wenn er in seiner Freizeit nicht gerade mit den Händen in der Erde wühlt und seinen Hausgarten pflegt, hängt er am liebsten mit den Händen an künstlichen Griffen in der Boulderhalle oder am Felsen in den Bergen. In seiner Vision leben wir Menschen wieder im Einklang mit uns selbst und in respektvollem Umgang miteinander und mit der Natur. Mit seinen Wildniskursen, Retreats und Einzelbegleitungen kümmert er sich darum, dass sie wahr wird.

Du erreichst ihn auf seiner Homepage www.erdkraft.net oder bei FB, Insta, YT unter ERDKRAFT_Martin bzw. ERDKRAFT oder bei Telegram: https://t.me/ERDKRAFT

Stricker, Martin

Martin Stricker ist Vater von zwei Kindern, verheiratet und lebt in der Nähe von München. Er ist selbstständiger Papa-Coach und hilft Vätern dabei, der Vater zu sein, den sie sich als Kind selbst schon immer gewünscht haben. Seine Vision ist es, dass alle Kinder in einer wohlbehüteten Umgebung aufwachsen können, die geprägt ist von Respekt, Achtsamkeit, Wertschätzung ihrer Gefühle und Bedürfnisse sowie Anerkennung ihrer selbst. Auf dass sie in Frieden heranwachsen und ihr volles Potenzial entfalten können.

Webseite: www.papa-coach.de
E-Mail: martin.stricker@papa-coach.de
linkedin: @papa-coach
instagram: @papa_coach_de
facebook: @papa.coach.de

6.1 Aus einem geschwärzten Arztbericht

Ein Fall von Wochenbettcouvade

Herr X.Y.

Herr X.Y. ist 33 Jahre, Pilot bei XXYY, kommt in die Sprechstunde zum Gespräch, alleine.

Seine Frau hat vor 11 Tagen ihr Kind geboren, das Kind wurde spontan nach relativ schwierigem Verlauf zur Welt gebracht.

Herr X.Y. war bei der Geburt anwesend. „Alles lief anders, als wir uns erwartet hatten. In der Geburtsvorbereitung wurden wir nur positiv auf die Geburt eingestimmt. Es war nie von irgendwelchen Schwierigkeiten oder möglichen Problemen die Rede. Wir wünschten uns eine möglichst natürliche Geburt, ohne ärztliche Eingriffe. Nun war alles ganz anders gekommen. Die Geburt verlief sehr schleppend, wegen der unerträglichen Schmerzen musste eine PDA[16] in Anspruch genommen werden, mitunter war von einem Kaiserschnitt die Rede. Ich habe mir große Sorgen, vor allem um meine Frau gemacht. Auch am kindlichen Kopf musste Blut entnommen werden, um seinen Zustand zu überprüfen. Dann kam auch noch ein Dammschnitt. Ich stand 24 Stunden unter Adrenalin. So kenne ich das nicht einmal aus meinem Beruf."

---

[16] PDA = Peridualanästhesie

Herr X.Y. berichtet, dass seit Rückkehr seiner Familie nach Hause ihn immer wieder Panikattacken mit Herzrasen, oft über Stunden, befallen. Er könnte sich dann nur zurückziehen, auch eine Art Hörsturz hat er erlebt. Das kennt er. Als er vor 2 Jahren zum Flugkapitän aufgestiegen ist, hatte er ähnliche Probleme. Er kann sich überhaupt nicht vorstellen, wie ihn als Piloten ein Ereignis wie die Geburt aus der Bahn werfen könne. Was ihm am meisten Sorgen mache, ist, dass er meint, keinen Bezug zu seinem Kind zu haben. Er fühlt sich völlig überfordert, zweifelt an seiner Vaterliebe, meint eifersüchtig zu sein. Auch seine Frau sagt, dass er wohl die Geburt nicht verkraftet hat.

Herr X.Y. Berichtet, dass er nie psychisch krank war und nie depressive Episoden erlebt habe, er war immer gesund. Mit der Piloterei begann allerdings als Ausdruck von Stress ein Befall mit Schuppenflechte, zu dem sei er ein Sportmuffel.

Er stammt aus einer Familie mit zwei Geschwistern, er sei der Älteste, der Vater war selbstständig, die Mutter Hausfrau, es war ein geborgenes, sicheres, klare Grenzen setzendes, aber herzliches Elternhaus. Er wünscht sich das auch so für sich und seine Familie. Seit 2,5 Jahren ist er in großer Liebe mit seiner Frau verbunden, es war ein Wunschkind. Jetzt, wo er alles für seine Familie tun möchte, fühlt er sich dazu überhaupt nicht in der Lage. Seine Frau managt alles, obwohl sie viel weniger schläft, sie hat die Geburt viel besser verkraftet. *Er kann gar nicht glauben, dass er das Geburtstrauma hat und nicht seine Frau* (Herv. d. Red.). In seiner Verzweiflung hat er schon einen Coach der Pilotenvereinigung konsultiert, der ihm allerdings Mut gemacht hat. Er schämt sich richtig, dies mitzuteilen. Ein Pilot darf keine Panik haben. Er meint schon, richtig Panik vor der Panik zu entwickeln, und am meisten Sorgen macht ihm, dass seine Beziehung und damit sein Familienleben durch seine Störung leiden, am Ende brüchig, gar vernichtet werden.

Im Beratungsgespräch mache ich Herrn X.Y. klar, dass er in der Tat ein wenig traumatisiert wirkt und es anhand seiner Vorgeschichte und seinem beruflichen Werdegang durchaus erklärbar ist, dass ihm die Situation große Angst macht und ihn in die Panik treibt.

Ich mache ihm klar, dass Familienleben mit Krisen verbunden ist, die es zu bewältigen gilt, und dass versprochene Flitterwochen zu dritt durchaus auch einmal in einem Horrorszenario enden können. Ich erlaube ihm, seine negativen Gefühle und Ängste sowie seine Wut zu fühlen und zuzulassen. Wenn es sein muss, soll er flüchten. Ich mache ihm klar, dass das vermeintlich Ersehnte und Gewünschte oftmals auch mit einem Fluch von Traurigkeit und Verzweiflung verbunden sein kann. Dies ist das Wesen großer Gefühle und nicht zuletzt haben deswegen viele Frauen depressive Phasen im Wochenbett. Warum sollte das nicht auch einmal einen Mann befallen. *Das fände ich eher Ausdruck großer Sensibilität und Empathie* (Herv. d. Red.). Durch die Wechselhaftigkeit der Symptome mache ich ihm klar, dass er eine gute Prognose hat und in einigen Wochen über den Berg sein wird. Ich ermuntere, Sport zu machen, um die hohen Adrenalinwerte vorzeitig abzubauen. Mit Alkohol soll er zurückhaltend sein. Möglicherweise wird ihm die Rückkehr ins Berufsleben eine Hilfe sein.

Herr X.Y. teilt mir mit, dass ihm das Gespräch, das ca. 30 Minuten gedauert hat, sehr gutgetan hat. *Darüber reden helfe schon so viel* (Hervh. d. Red.). Von einer psychiatrischen Behandlung rate ich ihm ab. Der Hautarzt klärt noch die Schilddrüse sowie die kardiale Situation ab. Es wird dabei wohl nichts herauskommen. Wir vereinbaren einen Folgetermin in vier Wochen, bei Problemen vorher.

Auf die Frage, wie er denn nun den Frauenarzt entlohnen könne, einigen wir uns auf folgenden Deal:
Wenn ich einmal in der Krise stecke, fliegt mich Herr X.Y. raus.

6.2 Das ABC der Männer-Geburts-Hilfe

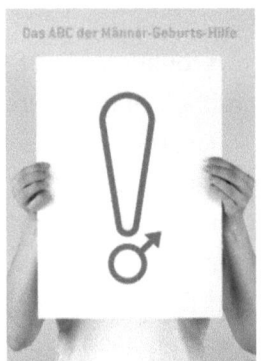

Deine Frau ist eine andere unter der Geburt
– für sie ist alles erlaubt.

Es geht darum, nicht zu stören.

Deine Anwesenheit ist hilfreich genug.

Lenk Deine Frau nicht ab!

Reagiere nur auf ihre Wünsche und hilf ihr, solche zu formulieren!

Respektiere ihre Entscheidungen!

Beobachte die Zusammenarbeit Deiner Frau und der Hebamme!

Frage nur das Nötigste!

Häng den Werkzeugkoffer an die Wand, es gibt nichts zu tun.

Sorge für Dich, damit Deine Frau das nicht auch noch tun muss!

Bleib am Kopf Deiner Frau!

Fotografiere mit Deinen Augen, dann bleibt die Geburt
ein Geheimnis.

Geh raus oder lass Dich rausschicken, wenn nötig!

Halte Hilflosigkeit, Angst und Ohnmacht aus!

Hilf Deiner Frau, die Geburt aufzuarbeiten!

Der Weg ist das Ziel.

Nicht dabei zu sein, ist weder lieblos noch feige,
sondern manchmal sinnvoll.

Mann kann nicht versagen
(außer Du hältst Dich nicht an die Regeln).

© Dr. med. Wolf Lütje